飞龙针法

李长俊　著

北京科学技术出版社

图书在版编目（CIP）数据

飞龙针法 / 李长俊著 . — 北京 : 北京科学技术出版社 , 2020.2
ISBN 978-7-5304-9970-2

Ⅰ. ①飞… Ⅱ. ①李… Ⅲ. ①针刺疗法 Ⅳ. ① R245.3

中国版本图书馆 CIP 数据核字（2018）第 270255 号

飞龙针法

著　　者：李长俊
策划编辑：刘　立
责任编辑：张　洁　周　珊
责任校对：贾　荣
责任印制：李　茗
封面设计：源画设计
出 版 人：曾庆宇
出版发行：北京科学技术出版社
社　　址：北京西直门南大街 16 号
邮政编码：100035
电话传真：0086-10-66135495（总编室）　　0086-10-66113227（发行部）
　　　　　0086-10-66161952（发行部传真）
电子信箱：bjkj@bjkjpress.com
网　　址：www.bkydw.cn
经　　销：新华书店
印　　刷：三河市国新印装有限公司
开　　本：710mm×1000mm　1/16
字　　数：138 千字
印　　张：10.5
版　　次：2019 年 3 月第 1 版
印　　次：2020 年 2 月第 2 次印刷
ISBN 978-7-5304-9970-2/R·2525

定　　价：56.00 元

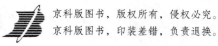

序 一

师弟李长俊早年师承真气运行法创始人李少波教授，同时从师于郑魁山教授，他潜心修炼真气运行法几十年，在行医的过程中又广泛涉猎各种道家功夫和佛家修炼心法，如今将多年所学心法有机结合在一起，完成了上乘著作《飞龙针法》一书，实在是难得！

我们知道，传统中医尤其是针灸，与道家学者们的真修实炼密切相关，传说黄帝和岐伯都是得道高士。师弟李长俊能将传统针灸理论与道家修炼功夫诸如真气运行法有机结合起来，是一件非常了不起的工作！

目前，许多针灸界人士由于没有练习过真气运行法，对于经络的认识仅限于文献的记载，加之现代解剖学无法找到真实的经络，以致有些人怀疑经络的存在。而通过练习真气运行法，打通大小周天，就能真正体会到气的真实存在、穴位的真实部位，以及气血是如何在经络中运行的。另外，练习真气运行法还能增强自身体质，从而更好地服务于患者。

我刚从甘肃中医学院（现甘肃中医药大学）毕业时也受到了李少波教授的亲自指导，从1980年开始就一直在修炼真气运行法，可谓受益匪浅。李老师的音容笑貌至今依然历历在目，老人家鹤发童颜，气宇轩昂，慈眉善目，两眼炯炯有神，对人耐心和善。他曾经告诉我说，真气运行法属于道家全真派的修炼功夫，是性命双修的练功方法。道家的命功修行方法以守下丹田为主，主要为了培育、蓄积全身真气于丹田来延年益寿，保持健康；性功是以守上丹田或泥丸宫或第三只眼附近来开发智慧，激发脑力神通的修行方法；而真气运行法上下兼顾，性命双修，不偏不倚，守中不怠，是道家的上乘修行功夫。近四十年的修炼使我受益无穷，对于感悟人体气血运行模式、穴位的精确位置、调神针法、感应道交、开发潜能智力、恢复体力，都有非常大的帮助。无法想象如果没有真气运行法的帮助，我的针灸临床水平会比现在差多少！

真气运行法的修炼需要很长的时间，须有老师的亲自指导才不容易出偏差。师弟李长俊在修炼真气运行法的基础上，经过多年的临床实践，创制了飞龙针法，发现了十八个穴位潜在的功能，即通过针刺这十八个穴位来激发经气，快速地打通任督二脉，促使周天气运的形成，这十八个穴位取名为十八罗汉穴。这是一个很有潜力的发展方向，一旦针灸激发了任督二脉的经气运行，对全身抗病能力的提升，以及全身性的慢性病的治疗都是个很好的切入点。因此，师弟李长俊开了一个非常好的"窗口"。

当然，其间还有许多工作需要加强，理论是需要在不断地实践、升华，再实践、再升华的过程中得到完善的。

在此，万分感谢长俊师弟的付出，感谢其对针灸界和医学气功界的巨大贡献！

美国洛杉矶执照针灸师　陆　飚

2018 年 12 月

序 二

　　三十年前，我与李长俊先生结缘于甘肃中医学院（现甘肃中医药大学）。1985 年，学院成立了针灸系，真气运行大师李少波先生亲自从毕业生里选拔出长俊，让其留在身边学习并继承真气运行法。印象中的长俊稳重自信，言语不多，智慧的眼神里烙满了思考的痕迹。一晃三十多年过去了，2018 年盛夏，我与长俊又相逢在针灸大师郑魁山诞辰一百周年纪念会上，师兄弟们促膝长谈，彻夜不眠，我也有幸率先拜读了长俊刚脱稿的大作《飞龙针法》。

　　针灸医学绵延数千年，治神是历代各家推崇的针法之要，所谓"针刺之道，贵在治神"。长俊先生从李少波大师那里得到了真传，经过长期研究修炼，创造出了以真气运行法或道家内丹术为基础的治神法，即飞龙针法。这种针法通过真气运行法或道家内丹术的修炼，使术者达到了真气行于任督，精气御于金针的治神境界；同时也使患者入静放松，调动元气，注精气于治神主穴，大大提高了临床治疗效果。

　　飞龙针法特别推出了"十八罗汉穴"，由解析穴名开始，挖掘出了穴位中蕴含的深刻的文化内涵。其揭秘的穴位功效，穴位与脏腑经脉的内在联系以及针刺后的经络气化反应，在针灸经络研究中独树一帜，极具临床和研究价值。

　　长俊之长在其博学众师，师古创新。他潜心研究传统针法，尤其是郑魁山大师的郑氏针法，领会精髓，反复实践，创新出通任督的飞龙针法。该针法包括继天立纪、临池飞龙、五气朝元、九元气血、天门地户、太阳针法、阳明针法、龙胆泻火八套。飞龙针法重视针刺的气化效应，取穴相同，针法各异，催化出不一样的气化效应：虚则补，实则泻，寒则温，热则清，郁则通，瘀则除。

　　大道至简至易，飞龙针法虽道理深奥，却也简单易行，尤其任督循环的气化，易学易用，是针灸临床治本之法，也为针灸养生保健开辟了一种实用有效的新方法。

张　毅　于南非开普敦

2018 年 12 月

前　言

　　飞龙针法是在《黄帝内经》(以下简称《内经》)治神思想的指导下，以针御神、以神调气、通任督、补元气的针法。此针法可以单独使用，也可与传统针法相结合，以大大提高传统针法的功效。这是失传已久的针灸灵魂，也是道医秘而不传的绝技。此针法既可治病疗疾，又可以针演道，养生延年。

　　天一生水，地六成之，原始一点真阳元气藏于坎水之中，龙为水神，乃水中真阳的化身。所以，我们以针御神，培育元气，启动肾间动气，引出坎水，以神调气，通任督，运周天的针法，就称为飞龙针法。

　　生命的核心乃精气神的内敛与互化。少私寡欲、积精全神是养生的基础。在此基础上，炼精化气，炼气化神，神凝气聚，气聚生精，精气神互生互化。这就是几千年来，华夏先圣们留给我们最珍贵的内丹修炼术。飞龙针法就是在《内经》治神思想及精气神理论的指导下，将针灸与内丹术有机统一，是治病与养生的完美结合。

　　《素问·上古天真论》曰："夫上古之人，其知道者，法于阴阳，和于术数。"医道同源，阴阳者，天地之道也，人体五脏六腑，统于十四经：六阴经内属五脏，统于任脉，任脉任养五脏精气；六阳经内属六腑，统于督脉，督脉总督阳气升降。六腑之开阖，人体之阴阳，莫过于任督二脉，两脉首尾相连，如环无端，分布于人体躯干前后正中线，即是人体太极阴阳。几千年来，道家总以真气贯通任督为养生基础的功夫，真气贯通任督就能调节阴阳，疏通调理阴阳十二经脉。因此，道家内丹术第一步就是在下丹田炼精化气，培育元气，以贯通任督二脉，这种方法也称小周天功法。中医内功修炼法——真气运行五步功法，也是修炼任督的小周天功法。一切修炼内功的方法，其实皆以修炼心神为核心，以凝神静心为入门，参以存想，逐步深入。本人三十年前，广涉佛道各种内功修炼方法，得出以上结论，并由此悟出《内经》中"治神"的真谛。《内经》"治神"不仅用在养生修真上，也用在针灸治病上。《内经》最主要的治病方法——针灸术，最重视"治神"的应用。"针刺之道，贵在治神""凡刺之真，必先治神""必一其神，令志在针"，因此，针灸的最高境界就在于以针御神，以神行气、聚气、疏通经络、调节阴阳、培育元气。针灸可治病，亦可养生。

飞龙针法是以针御神调气、通周天的针刺方法。这是把内功修炼引入针刺治神中，并在一些特殊穴位行针刺手法，以通任督治病养生的方法。飞龙针法对施术者有较高的要求。《内经》"治神"针刺法，是《素问·上古天真论》中提到的修行有素的真人、至人、圣人、贤人们应用的方法。因此，飞龙针法学习者、实践者，只有先打好中医及内功修炼的基础，才能更好地领悟和掌握这一技术。

中医以中国传统文化为背景，因此，一个优秀的中医人一定是传统文化的传承者、传播者。一根银针在手，不仅可救助患者，疗疾拔苦，也是在进行自己的修行。

本书第一章介绍了中医内功修炼方法——真气运行法，以及道家内丹术修炼的要领，以供学习者修炼，也为医者提供指导患者养生的指南。第二章详解了飞龙针法中十八个非常重要的穴位，为后面灵活应用针方打下了基础。第三章针对助道养生以及临床治病，设立了八套针方，来示范飞龙针法的应用，名为飞龙八部针法，并介绍了针方组成、原理和操作方法，以方便读者更好地理解和掌握飞龙针法的灵魂。第四章介绍了十几个当今流行的经典针方，以及笔者的应用心得，便于学习者开拓思路和视野。第五章以《灵枢·终始》的人迎脉口脉法作为平脉辨经络的依据，并根据所辨经络进行针刺补泻，这是《内经》里本有的经络辨证，本书只是加以继承发挥。

针刺之道，贵在治神；必一其神，令志在针；手若握虎，势如擒龙；正气贯天地，红日耀乾坤；慈悲无量间，百邪自隐退。

混沌无极，大道之源。

精神内守，益寿延年。

神气合针，飞龙周天。

本书是给弟子们授课的内部资料，弟子雒成林教授、张静莎博士、张云龙医师、李丛医师以及胞弟李长伟医师，雒成林教授的弟子朱华医师、左苗苗医师在文字整理过程中给予了很大帮助；在成书过程中，天津博寿堂中医医院于博先生也提供了诸多方便。在此，一并表示感谢！

愿飞龙针法惠及更多人，愿中华民族智慧之光普照华夏儿女！

莲中子写于戊戌年冬

目 录

第一章
真气运行法与内丹术

　　《内经》早有明示："凡刺之真，必先治神""粗守形，上守神"，无奈世人千年来从穴位研究者多，针刺手法探究者众，得其治神者寡，致使《内经》针刺之术，未能最大程度发挥其功效。笔者从甘肃中医学院（现甘肃中医药大学）毕业并留校后，拜李少波为师，学习中医气功——真气运行法，并在恩师指导下研讨《内经》及道家内丹术，悟得了针刺治神的真实内涵。恩师原本是针灸医师，深知治神真谛。恩师言：治神之义有二，一为医者，一为患者。医者治神是要修炼自己，使身心健康，神足气壮；在诊断治病过程中给患者良好的影响，施术时以目治神，能使患者神凝而不乱思，神随针入，病无不效，斯为上工。患者针刺后，当凝神调息，意随针所，如此则真气活跃，经脉通畅，祛病神速。

　　针刺治神不仅仅要重视十二经脉运行，更要重视先天奇经八脉中精气神的互生互化。而传统针灸学只对十二经脉分布及穴位进行论述，致使千年来，针刺者只是扎经脉、穴位，而不得针刺的本质，虽然临床也有疗效，但没有充分发挥出针灸应有的效果。《内经》明示："所言节者，神气所游行出入者也，非皮肉筋骨也。"针刺时，只知扎经脉、穴位，甚至是皮肉筋骨，虽然也能在一定程度上激发启动穴位、经脉中的气血而起作用，但缺乏有目地对穴位中的神气的调动，没有开发出穴位中潜在的能量。

　　在针灸治神的临床实践中，笔者发现了一些穴位潜在的功能，对这些穴位通过特殊针刺手法，应用治神，发现针刺出现的气化反应，与练真气运行法及道家内丹术时出现的气化反应极其类似。经过大量临床总结，笔者创制了飞龙针法，并在飞龙针法实践中，参悟传统针法及当代各家经验，总结出了一系列确实有效的针灸配方。

因此，要理解并掌握飞龙针法，除了系统学习传统中医理论外，还必须要练习真气运行法或道家内丹术，这样才能对中医气功有切实的体验。

第一节　真气运行法

一、真气运行法与《内经图》

真气运行法是中医气功的修炼法，道家内丹术的《内经图》（见彩插）则形象直观地表达了中医藏象经络理论在内功修炼中的应用。结合《内经图》边修炼边参悟，可以印证中医理论，探究生命的本质，无论对今后用药，还是用针治病，都有极为重要的启迪作用。

《内经图》是道家修炼内功的秘图，不知为何人所制作，从北京白云观传出，引起了养生人士的极大关注。恩师李少波细细推求其修炼要旨，认为《内经图》给真气运行法以强有力的支持和科学的印证，证明真气运行法的研究路子及其理论体系与《内经》完全一致，可谓丝丝入扣。下面是关于真气运行法五步功法与《内经图》一一对应的推求研究，希望能使读者加深对真气运行法的理解。

第一步：呼气注意心窝部。心窝部，即中丹田，是脾胃所在部位。呼则气降，在自然平稳的呼吸状态下，随呼气注意心窝部，也就是将意念集中在心窝部。这一步功，其实就是内丹术中退阴符[①]的方法，这是在

---

① 退阴符：通督后，当真气经头部上丹田下行至印堂附近时，随呼气，用意念引导真气下行至任脉的方法。

通督后让真气沿任脉下降的方法。恩师创造性地将它用在真气运行法第一步，有极其重要的意义。《内经图》中的中丹田，旁边有一树林，上有北斗七星，斗勺延长线上有一红衣小孩，其上有一十二重楼塔，塔下方下行一缕火入中丹田，在这缕火里面包着一团似水似云的东西，象征中气，即火生艮土。这些是《内经图》对中医理论形象直观的表达。北斗七星斗勺二星延长线上的红衣小孩，象征天上紫微星，应人间帝王。《素问·灵兰秘典论》中说："心者，君主之官，神明出焉。"心，在五行属火，其色红，所以，那一点红即是心火、心神。心火易上炎而为患，故以塔镇之，如此则心火下行以生土，水火既济。十二楼台，就是肺系的形象化，肺主肃降，以助心火下济，使心神静，肺为水之上源，肺为华盖为天，口中津液下行，心火下济，如甘露普降，阳光照大地，中土得滋润，得温暖，肝木条达，大地运化种得金钱，为后天生命之本。所以，练这一步功时，叩齿二十下，再用舌搅动口腔，待口中津液满时，分三次，将津液随意念缓缓送入心窝部，做三次吞咽津液，共九遍，再做第一步功法。

五行皆赖土生，《内经》有言，土旺四季生四行。后世经方之祖张仲景也一直在强调顾胃气。中医有句名言："有胃气则生，无胃气则死。"须知后天胃土赖心火下济以生，肺水以润，肝木以疏才能生化万物，才能种出生命赖以生存的"金钱"，故《内经图》中曰："铁牛耕地种金钱。"

纵观古今，金元时期有李东垣温土，今有火神派温中，以纠今世之人贪食生冷，熬夜伤阳败土之患。药补不如食补，食补不如神补，针法第一步便是神补中土。天人相应，在四季中夏季阳气最盛，一日之中午时极盛，物极宜反，故三伏天温补中土最佳，三伏天午时更宜吞津液修炼真法第一步。

心窝部，即剑突下至中脘部分，这里有鸠尾、巨阙、中脘三个重要穴位（如图1-1）。鸠尾穴，为膏之原，又是任脉之络；巨阙穴，为心之募穴；中脘穴，为胃之募、府之会，十二经之起源。因此，练第一步功法能通任脉，降肺气，温中土，安心神，运化水谷，生营卫气血津液；也可调理中焦脾胃肝胆、上焦心肺之疾。它是长寿之本源，生命之根本，也是恩师李少波先生的伟大创举，希望学习者高度重视。

第二步：意息相随丹田趋。这里的丹田是指下丹田，即小腹内部中央空间范围，与气海、关元穴相通，也是《内经图》中农夫驾牛耕田之处，"铁牛耕地种金钱"。每当中丹田真气充盈时，用意念随呼气将真气送入下丹田。真气通过肠区，赋予肠区能量，肠腔生理功能提高，表现为肠鸣、矢气等排泄功能增强，饮食增加。气沉丹田好比播种，是一切收获的根本。"种金钱"即是土生金，为下一步金生水做准备。从鸠尾穴膏之原到气海穴肓之原，从上纪中脘到下纪关元，这些穴位都在任脉上，任主生养，脾土运化滋养五脏，五脏藏精，归于肾水。金生水，后天生先天。

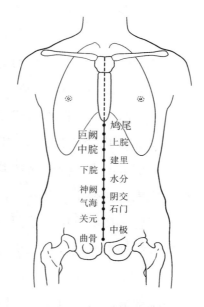

图1-1　鸠尾、巨阙、中脘

第三步：调息凝神守丹田。此处丹田指下丹田，即《难经》所言"脐下肾间动气"之处，是传统内丹术中第一步的主要部位，是先天元气所藏之处。经过第一、第二步功法，任脉畅通无阻，每一呼气，自然推动心肺二脏之气入下丹田。金为水母，肺能生肾。然而，肾为先天之本，人的后天生活对肾气的消耗最大，故而肾气的衰退也是衰老死亡的根本。真气进入下丹田后，需要较长期的积蓄，才能增补肾的亏损。第一、第二步功法，加强了后天的生化之源，使五脏精气旺盛后藏精于肾，补充耗损的先天元气。《内经》曰："肾者主水，受五脏六腑之精而藏之，五脏盛乃能泻。"

通过第一、第二步功法，后天生先天，后天补先天，能够让练功者体验到丹田得气感，这有助于练功者入静。

调息，就是调整呼吸，让呼吸自然、深长、均匀、缓慢。练功者入静的深度也是功夫的深浅，入静程度深时，可出现呼吸若有若无的胎息状态。这对培育先天元气十分有益。元气聚则生肾精，即肾阴，动则生肾阳。肾中阴阳即是太极，元阴元阳是五脏活动的原动力。

《内经图》下丹田处有一团熊熊的火焰，这是生命的火种——命门真火之象。在火焰上方四个灵光四射的太极图合为一体，这正是积蓄真气的形象描绘，也是两仪生四象的实质。

练这部功法，肾气充足时，性欲会增强。切不可"醉以入房，以欲竭其精，耗散其真"，当少私寡欲，积精全神来修复后天身体伤损。

上面说的是真气运行法五步功法中的第三步功法。而在传统内丹术中，第一步就是意守下丹田。意守下丹田的关键是要有气感，出现丹田饱满或温暖的感觉，但大部分人都很难快速达到这个状态，需要长时间有恒心、有毅力地去坚持修炼。

第四步：通督勿忘复勿助。这是通督过程中的意念方法，《内经图》描述最为详细。图下部"阴阳玄童踏车"即运转河车，是将肾水通过河车转运，经命门真火气化，成为内含水火的真气，经督脉上尾闾、夹脊、玉枕三关，到达脑海。"若要不老，还精补脑"即是这个通督的过程。"三关"在图中用三座城楼表示。"玉枕上关"之后，是波涛汹涌的脑海。图上部"白头老子眉垂地"表示垂帘入静，将头部上丹田处来的真气纳入任脉。白头老子下部"碧眼胡僧手托天"代表舌抵上腭，接引真气，沟通任督。任督一通，诸经随之畅通，真气运行愈加旺盛。随着全身脏腑经络的通畅，阴阳和合，五行顺理，人与自然契机合矣。图中"刻石儿童把贯串"即寓此意。

第五步：元神蓄力育生机。"脑为元神之府"，督脉既通，肾气不断灌溉脑髓，元神的力量就不断得到补充。所谓元神，就是心肾相交、阴阳再合，内视可见真气在上丹田表现出的光色体，即灵动活泼的"性"体[①]，这是一般人见不到的。图上端"一粒粟中藏世界"，这一粒粟就是指这个光色体，也就是道家说的金丹。周围类似山峰的图像，也是练功时出现的内景，是元神充沛、旺盛的示意。

任督贯通周流，水火既济，先天促后天，后天补先天，精化气，气化神，神聚气，气生精，精气神互生互化，生命力得到提升。

二、真气运行法心诀

真气运行法五步功法是恩师李少波先生根据《内经》养生理论与道家小周天功法创立的中医内功养生方法，其目的就是修炼任督，使真气贯通任督二脉（如图1-2），在此基础上调节人体阴阳，强化精气神。该法已被无数人证明，既能自我疗病，也可养生延年。恩师在世102岁，无疾端坐而去，也足以说明这套功法的实效。下面将恩师传授的秘密心法公布，以帮助更多有缘人养生疗病。这也是学习飞龙针法的首要

---

① "性"体：也就是所谓的元神。

必修课。

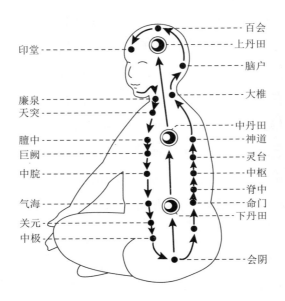

印堂 ——————————————— 百会
——————— 上丹田
——————— 脑户

——————— 大椎

廉泉 ————
天突 ————
——————— 中丹田
——————— 神道
膻中 ————
巨阙 ————
——————— 灵台
中脘 ————
——————— 中枢
脊中
——————— 命门
气海 ————
——————— 下丹田
关元 ————
中极 ————

——————— 会阴

图1-2 真气贯通任督二脉

真气运行法的理论依据为《内经》"恬淡虚无，真气从之"。所以，功法虽有五步，但中心只有一个"静"字。练功时须放下心中的一切牵挂，一点点地去克服杂念，在入静上下功夫。伴随着入静程度的加深，一步步地认真练习，就能取得理想的效果，姿势上不必强求，以自然坐姿为主，放松舒适即可。

关于五步功的练习，恩师传三字诀"调、凝、守"。调，包括调身、调息、调心；凝，就是凝神，也是调心；守，即守气、守机。下面结合五步功讲解。

第一步功：呼气注意心窝部。放松，垂腿坐椅子，含胸悬顶，保持脊柱自然端正，闭目闭口，舌轻抵上腭以调上身。在练功期间，身有不舒，可微动调整，以舒适为主。自然平和呼吸，只是在随呼气时将注意力集中在心窝部。以上是调息、调心。最关键是注意力集中于心窝部，以一念代万念，克服杂念，渐渐入静。慢慢地心窝部会有气感，体质不同则气感不同，或热，或胀，或凉等，不可强求，每次练功时气感可能也不同。当有气感时，要用注意力守住气感，即"神气相依"，这时就易入静。守字诀，很重要。当练功一段时间，心窝部气感增强，也可能出现调病反应，有正向反应，如原有中焦疾病，如胃不舒服，消失了；也有反向反应，特别是入静程度深时，原有潜在病灶出现，致身体不舒。这种反应特点是练功则有，休功则无，且加强练功，放松入静，就会逐渐减轻消失，并彻底治愈原有疾病。当心窝部调气正常后，真气会自然沿任脉下行，反应是心窝部气感有向下移动之趋势。这个趋势就是练第二步功的时机。

守住这个气机练习第二步功：意息相随丹田趋。也就是随呼气意念引气感慢慢向下丹田推进。这步功注意的是顺气感自然下行之势，不要过分引导。这步功带给人的反应是肠蠕动增加、肠鸣音增强，也可能是排气、排便增多。这是正常排出宿便。当小腹有饱满或微热感，则真气已达下丹田。

守住这个气机练习第三步功：调息凝神守丹田。这步功到此，不再分呼气、吸气，纯任自然呼吸，呼吸渐渐转化为腹式呼吸，自然深、长、细、匀，入静程度深时，有时会有呼吸若有若无，甚至呼吸停止的现象。此时不必惊慌，这是胎息的好现象。顺其自然，在入静上下功夫，呼吸会自动调节。凝神守丹田，就是将注意力集中在下丹田的气感上。这步功是五步功的核心，白玉蟾言："昔日遇师传口诀，只教凝神入炁（音'气'，同'气'）穴。"气穴，也叫玄关，即关元穴。这步功可培育先天元气，补肾强精，改善功能，增强性欲，若男女有生殖泌尿系统疾患，在练这步功时都会有不同程度的改善甚至痊愈。需要提醒的是，要节制房事，蓄积元气，这很重要。否则，泄了元气，会延迟练功进程。练这步功，会有大、小、轻、重、热、凉的感觉，也有的人不出现，一切要顺应自身的自然规律，不可强求。还有练到这步功时，身体气感反应增多，许多人会被气感反应干扰，如有人困惑不解，有人担心忧虑，这些都会妨碍入静程度。只有有大智慧的人才不受其干扰。要知道，入静和气感是本末关系，只有入静得好，气机才活跃，且气感千变万化，每人不同，同人每次也不完全相同。练第三步到第五步功，应记住《金刚经》一句话，"不取于相，如如不动"，也就是说莫理一切气感，在入静上下功夫才是真谛，才能前进，才能进入高境界。当元气蓄积到一定程度时，就会下出会阴，注冲督脉。入督脉的征兆是，尾闾部会有气机反应以及腰部发热等不同气感反应。道家内丹术此时多用"撮、闭、抵、提"[①]四字诀进阳火，导引真气沿督脉上升。

第四步功：通督勿忘复勿助。通督是真气充盈后的自然过程，主张顺其自然，静观变化，凝神丹田，不导引，也就是勿助。根据实践经验，练这步功时，身体十二经脉经气更加活跃，气感反应更多，更容易扰乱入静，导致弃本随末，延迟通督进程。须仍坚持凝神丹田，高度入静，"不取于相（各种反应），如如不动（不动心念）"。当真气充盈到一定程度时，自然会透夹脊，过玉枕，达巅顶，完成通督。此时，意守印堂，有助于真气下贯任脉完成周天循环。

以后气机旺盛，阴阳平衡，气感渐趋平静，身体出现虚空之幻境，心性高度安静，也就到了第五步"元神蓄力育生机"，只有在这种状态下才会更好地蓄积生命力，培育生机。

按这套功法练习后，可随气机变化，再按此五步功法因势利导运转周天。或动或静，顺真气运行时机而取五步功。真气下行到心窝部，即巨阙、中脘穴附近时，按第一步功重新练习。当心窝部真气有下行的趋势时，重新练第二步。当真气到达下丹田时，按第三步功法练习。当真

---

① 撮、闭、抵、提：撮即轻轻地做提肛动作，闭即轻轻闭住呼吸，抵即舌顶上腭，提即用意念引导真气上行。

气有入督脉的征兆（如腰部或骶尾部发热），按第四步功法练习。当通督后，高度入静时，按第五步练习。以后练习都可以按此练习。

三、任督二脉与小周天

任督二脉，一源二歧，一行于身之前，一行于身之后。人身之有任督，犹天地之有子午，可分可合，分之以见阴阳之不离，合之则浑沦无间。任督首尾相接，实一大经脉，行于背部则属阳，与阳维、阳跷、六阳经相通，名为督脉；行于胸腹则属阴，与阴维、阴跷、六阴经相交，名为任脉。二者皆起源于小腹内脐下胞中。肾藏先天真元之气，出胞中，注任、督、冲脉，调节十二经脉。《难经》说："脐下肾间动气者，十二经之根本也，人之生命也。"道家千年来养生，无不以此为性命双修之基础。《大道三章直指》云："修丹之士，身中一窍，名曰玄牝[1]。正在乾之下，坤之上，震之西，兑之东，坎离交媾之地，在人身天地之正中，八脉、九窍、十二经、十五络联辏，虚间[2]一穴，空悬黍珠[3]。医书谓之任督二脉。此元气之所生，真息之所由起，修丹之士，不明此窍，则真息不生，神化无基也。"

俞琰注《周易参同契》云："医书有任督二脉，人能通此二脉，则百脉皆通。"《黄庭经》言："皆在心内运天经，昼夜存之自长生。"天经[4]乃吾身之黄道，呼吸往来于此也。鹿运尾闾[5]，能通督脉，龟纳鼻息[6]，能通任脉。故二物皆长寿。以上皆丹家河车[7]妙旨也。

---

① 玄牝：练功到了一定境界时，在高度入静状态下，会自我感觉到虚空中有一明点，这一明点即是玄牝。
② 虚间：练功高度入静状态下，自我感觉到的虚空状。
③ 黍珠：即为明点。
④ 天经：即任督二脉。
⑤ 鹿运尾闾：鹿常运动尾巴，能通督脉，所以长寿。
⑥ 龟纳鼻息：乌龟呼吸若有若无，能通任脉，所以长寿。
⑦ 河车：为古代河边吸水的大轮子，通过运转可把水运送高处。

任督二脉周流循环，称为小周天。《难经》认为"脐下肾间动气"为"十二经之根本"，道家又将其说成是"天地之根""玄牝之门"，道教宗师白玉蟾曰："昔日逢师传口诀，只教凝神入炁穴。"内丹术的筑基①功，皆在下丹田入手（注：真气运行法是从心窝部开始，内丹术是从下丹田开始。真气运行法是在内丹术的基础上建立的新的练功方法），凝神下丹田，"神返身中气自回"，活子时②来时，采、炼、养③，丹田饱满，真气入督脉。如感会阴部松麻，尾闾气动，则进阳火，当真气冲三关，达巅顶，则退阴符。或子时进阳火，午时退阴符，卯酉时沐浴温养。

百日筑基，不独为道家养生所重视，也为中医大家所重视。明代针灸学家杨继洲在《针灸大成》也明确提出这种以任督循环为主的养生方法。书中说："徐徐咽气一口，缓缓纳入丹田，冲起命门，引督脉过尾闾，而上升泥丸，追动性元，引任脉降重楼，而下返气海。两脉上下，旋转如圆，前降后升，络绎不绝……久而行之，关窍自开，脉络流通，百病不作。"可见任督周天循环是医道两家都十分重视的养生术。

飞龙针法将针灸与这种养生方法完美地结合起来，使针灸发挥更好的疗效，达到近期治病、远期养生、祛病延年的效果。

第二节　内丹术

内丹术是道家几千年最主要的养生术，它与中医养生理论一脉相承。

---

① 筑基：又称"百日筑基"，先是凝神下丹田，积精养气，然后通督脉，完成任督循环即小周天。

② 活子时：练功者在没有欲念的状态下阴茎勃起，古称活子时。

③ 采、炼、养：采，即随吸气，用意念导引气从阴茎上行入小腹丹田，反复几次阴茎勃起就会平复；炼，在丹田意想随呼吸开阖，反复几次至丹田热感明显；养，若有若无意守丹田，呼吸自然。

元朝陈观吾《金丹大要》说："金丹之道，黄帝修之而登云天，老君修之而为教祖，《金碧》《参同》次之，自河上公传至伯阳真人，诸老辈枝分派接，丹经妙诀散满人间，惟紫阳《悟真篇》颇详，又得无名子诸公引而明之。"也就是说，内丹术的渊源和主要传承脉络是黄帝→老子→河上公→魏伯阳→张紫阳（张伯端）等。

上面所说的《参同》即《周易参同契》。《周易参同契》遵循黄老"道法自然"思想，把人体视作一个"小宇宙"，将人体比喻为一个炼丹的"鼎炉"，把身中的元精、元气、元神视为炼丹药物。因为元精、元气的处所是肾，在人体下焦，而脑为元神之府，心、脑藏神，故元神在人体上焦，所以精气与神是分隔的。"炼内丹"就是以意运精气上升，运神下降使三者相交、化合，凝聚而结为内丹。

中医把肾视为水，为阴；把心视为火，为阳。所以，精、气、神相互化合，也就是中医学理论的"心肾相交""水火既济"和"阴阳平衡"。这种修炼方法无疑能祛病延年。

炼内丹最讲究"火候"，如张伯端《悟真篇》说："认识朱砂与黑铅，不知火候也如闲。"内炼火候难表述，《周易参同契》的突出功绩就是应用《周易》学说来阐明内炼的"周天火候"。朱砂色赤，入心，在此比喻心神；黑铅色黑，入肾，比喻肾精。

首先，《周易参同契》运用易学的"十二消息卦"说来表述一年和一日的"周天火候"。十二消息卦（如图1-3）指《周易》六十四卦中最主要的十二卦。其中息卦有六，称为六阳：复、临、泰、大壮、夬（音"怪"）、乾；消卦亦有六：姤（音"够"）、遁（音"盾"）、否（音"匹"）、观、剥、坤。其发展过程是由复到坤，卦象由下而上，每卦应一个月或一个时辰的火候。十二消息卦，直观表达了一年、一日阴阳的消长转化。六阳卦类比一年中从阴历十一月到四月，是阳气上升壮大的过程；也类比一日中从子时到巳时，阳气上升的过程。六阴卦类比一年中从阴历五月到十月，是阳气潜藏、阴气上升的过程；也类比一日中从午时到亥时，阴气渐盛的过程。在六阳卦练功，除大壮不进阳火，其余为进阳火①；在六阴卦练功，除观不退阴符，其余为退阴符。所以，在上半年或者上午随着阳气的渐升，应多练使真气上升之功，如在督脉进阳火；在下半年或者下午随着阳气的逐渐潜藏，应多练使真气下降之功，如在任脉退阴符。

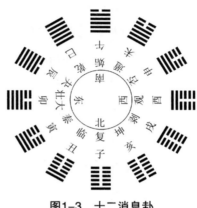

图1-3 十二消息卦

其次，《周易参同契》又运用易学的"纳甲法"来阐明月体圆缺的道理，进而以月体的圆缺表述一个月的"周天火候"。对此，陈显微对《周易参同契》的解释简明扼要："魏君以一月之间月形圆缺，喻卦象进退。自初三为一阳，初八二阳，十五全阳而乾体就；十六则一阴生，二十三则二阴生，三十则三阴全而坤体成。"

再次，《周易参同契》用《周易》六十四卦中的六十卦来喻一个月火候。《周易参同契》对后世影响极大，被尊为"万古丹经王"。后来内丹著作，大部分专用术语是从《周易参同契》来的。纳甲法，也是从初一月初生到十五满月，练进阳火；月十六到三十，练退阴符。

---

① 进阳火：指在子时或者活子时，随着吸气引真气沿督脉上升。

以上练功方法，充分表达了古人养生重视"天人合一"的思想。练功使人体的任督阴阳运行与一年、一月、一日的阴阳规律同步、同频、共振，达到"天人合一"的最高境界。

隋唐时期，较早提倡内丹术的是隋人苏元朗。他奉《周易参同契》《古文龙虎经》《金碧潜通秘诀》为经典。他认为上述"三经"文繁义隐，于是著《龙虎金液还丹元论》，归神丹于心炼，主张性命双修："天地久大，圣人象之。精华在乎日月，进退运乎水火，是故性命双修，内外一道。"所谓"性"，指心性，或曰神，修性即是修心；所谓"命"，指人体生命活动的原动力，即精气，修命即固精养气。

对内丹修炼方法介绍得较为详细的还有题名为太极真人嗣孙手述的《上洞心丹经诀》。该书介绍内丹修炼有两个阶段。

第一阶段是还精补脑。时间选择在子后午前六阳时，姿势不拘行住坐卧。锻炼时先排除杂念，再抟气致柔，然后真气自骶尾部入督脉上行头部，"还精补脑"，久则自然脑满。

第二阶段是胎息。要选择在子时、寅时练功升阳，姿势也不拘行住坐卧，锻炼方法是"如子居母腹，呼吸在玄牝之根，多绵绵若存，久久服之，直至一万三千五百息，息息入胎。一日十二时百刻，刻刻调和"。可见后世"炼精化气""炼气化神"的小周天[①]、大周天[②]功法在此时已具雏形。

唐代还出现不少内丹著作，如刘知右的《日月玄枢篇》、还阳子的《大还丹金虎白龙论》等。总之，在唐代，内丹理论已有相当影响。

在唐末五代，研讨内丹已成一种风气，这种风气孕育出一批内丹家，其中最为著名的有钟离权、吕洞宾、崔希范、陈抟等，他们为宋元内丹派的形成奠定了基础。钟离权为五代隐士，著《破迷正道歌》，丹法下传

---

① 小周天：真气贯通任督，称小周天。
② 大周天：真气贯通十二经脉，整体感受到虚无的景象，称大周天。

吕洞宾。吕洞宾号纯阳子，自称回道人，著《敲爻歌》。崔希范，唐末五代人，著《入药镜》。与吕洞宾相师友的陈抟除对道家内丹理论有贡献外，还传播了许多图像，如太极图、先天八卦图、河图、洛书及无极图等，这些图对后世《易学》中象数学的兴起，起了传播火种的作用。除此之外，陈抟还著有《指玄篇》《胎息诀》等内丹专著。

入宋以后，继承钟、吕、陈内丹学说并加以发展者，首推张伯端，其著有《悟真篇》。《四库全书总目提要》评价说："是书专明金丹之要，与魏伯阳之《参同契》被道家并推为正宗。"

《悟真篇》以诗、词、曲等体裁阐述内丹理论。"休妻漫遣阴阳隔，绝粒徒教肠胃空，草木金银皆滓质，云霞日月属朦胧，更饶吐纳并存想，总与金丹事不同"。休妻，指练功者不主张娶妻，以固精气；绝粒是指一种辟谷之术，也就是一种饥饿养生法；草木金银指古代用矿石药烧炼的丹药，据说有延年益寿之效；云霞日月是指古代养生术中，采日月精华的练功方法；吐纳也是一种养生方法，最著名的如六字诀吐纳法；存想也是一种养生方法，用意念想象自然物，如日月、山水、莲花等。张伯端认为，以上皆为旁门小术，唯有修炼内丹术才是得道的唯一途径。"学仙须是学天仙，唯有金丹最的端"。修炼内丹分以下四个步骤。

第一步，对身体功能进行修复补益，达到精足、气满、神旺三全的境界。

第二步，炼精化气，即炼先天之元精，使之化为精气相合之气。这一步纯属命功，相当于现在的"小周天功"。

第三步，炼气化神，将气与神合炼，使之密切接合，相抱不离，这一步性命双修，偏重性功，相当于现在"大周天功"。

第四步，炼神还虚，即一切入于虚空，一切成为圆明，返本归根，明心见性，这一步纯性功。可见张伯端是大周天、小周天内丹术的奠基人。

张伯端精通道、释、儒三家，认为"教虽分三，道乃归一"。反映在他的内丹修炼理论上，就是主张先命后性，由有为到无为。命，指精与气；性，指神。他认为独修金丹道术，还要能深究"本源其觉之性"，所以，在"炼气化神"之后，还得"炼神还虚"，他是用佛家禅宗理论来解释"还虚"奥义的。

张伯端的内丹理论下传石泰，石泰传薛道光，薛道光传陈楠，陈楠传白玉蟾。这一派人物主要在南方活动，其理论主要在南方传播，故称"南宗"。上述五人被称为"南宗五祖"。石泰著有《还原篇》，薛道光著有《丹髓歌》，陈楠著有《泥洹集》，白玉蟾著有《快活歌》等。南宗内丹理论和修炼方法主要在南方流行。

北方则流行王重阳的内丹理论和修炼方法。王重阳著有《重阳全真集》《金关玉锁诀》等。其弟子有马丹阳、谭处端、刘处玄、丘处机等。丘处机著有《大丹直指》等书。

王重阳主张儒、释、道三教平等，同样认为三教合一。在具体修炼上以明心见性为首务，然后再炼精、炼气、炼神。所以史有"北宗先性后命，南宗先命后性"之说。

宋元内丹派形成后，已发展至高峰。明清时期尽管出现了不少流派，但在理论和功法上，都没有较大的发展。最主要有以下几派。

阴阳双修派。代表人物为道家东派创始人陆潜虚。在内丹修炼理论方面，主要继承了南宋阴阳双修派法统。

三丰派。此派主张清静自然，世称三丰派。他继承了自钟、吕、陈、张以来的内丹修炼法统，著有《无根树》等大量诗词文赋传世。

清静筑基阴阳两修派。代表人物为道教西派创始人李涵虚，主要继承三丰派内丹修炼法统。

守中派。代表人物为李道纯。著有《冲和集》等，此派中黄元吉在《道门语要》中说："昔论吾道，始终只是一中，始也守有形之中，以炼精化气，终而守无形之中，以炼虚合道。"点出了守中派的理论基点。

以上为内丹术产生、发展的源流及主要论著。后世把内丹术总结为以下步骤：百日筑基、十月养胎、三年乳哺、九年还虚。而我个人练功的体会是，内丹术修炼以小周天为基础，但仍属气的层次，高的层次属虚明层次。但世人由于受工作、社会、家庭事务等纷扰，很难有充裕时间静心练功。所以，平时可以多读传统文化方面的书，特别是《道德经》《金刚经》，以调整心态，达到少私寡欲、恬淡虚无、积精全神的境界。平时练习小周天或真气运行法，以养生保健；待财力、时间、环境等各方面条件具备时，再专心进一步修炼，提高功力，感悟生命的真谛，印证金丹大道。

第二章
飞龙针法十八罗汉穴

伏羲画八卦，制九针；轩辕黄帝述阴阳，论藏象，明经络，以针演道。《内经》所言三百六十五穴，穴者神气之所游行出入也。《内经》以十二原穴治疗五脏之疾，十二原穴统于三百六十五穴。几千年来，无数中医先贤在实践中提炼总结出一些经典腧穴，如四总穴、天星十二穴、八脉交会穴等。今世，更有经外奇穴、董氏奇穴、全息穴。众多穴位，往往让学习者如坠云雾。

笔者学习、应用中医三十多年，在针灸实践中勤求博采传统针灸、民间技法及新颖针术之众长。当这些古今针法融会贯通之时，学习针灸学之路径则越来越清晰。古今中外一切针法，总是在阴阳五行、藏象经络的主脉上展开，也就是说，阴阳五行、经络藏象就是融会贯通一切针法之大道。笔者在学习各家针法过程中，结合自己实践之所悟，总结提炼出十八个传统穴位，命名为"十八罗汉穴"。这十八罗汉穴是飞龙针法中最重要、最常用的穴位。笔者把临证针刺治神的心得融合于十八罗汉穴解中，以简驭繁，由浅入深，为初学者开智慧，为往圣继绝学，为众生驾慈航。若诚能潜心研习，不仅能登针灸之上乘，拔苦疗疾于顷刻，且能明心见性，悟性命之真谛。

十八罗汉穴歌诀

百会至阳与风池，合谷太冲并列缺；

三里内关三阴交，中脘关元与神阙；

人中公孙阳陵泉，太溪大陵阳池穴；

十八罗汉龙虎伏，太极斡旋莲花座。

十八罗汉穴，是十八个代表性的穴位。对十八罗汉穴的解析，从穴名开始，挖掘穴位中蕴藏的深层次文化内涵，融汇教科书所载穴位的功效，并再次发挥、阐释穴位名称和其功效的内在联系，以及针刺穴位后的经络气化反应。在经典针方配伍中，通过不同手法做出不同的气化反应，去感悟并掌握穴位的本质与灵魂，及其对生命的重要意义。这远不是教科书中提的一大串功效所能比拟的。例如：阳池烧山火、飞龙通督以助阳生阳，公孙使丹田发热等，就是笔者所见到的针灸书籍中从未提及的。

在对十八罗汉穴的解析中，笔者并不限于这十八个穴位，还介绍了相关的穴位。如：解析内关时，外关也一并阐释；解析阳陵泉时，阴陵泉也一并分析；介绍老百姓皆知的急救人中穴时，也介绍了十二井穴放血的急救疗法，以及治疗脱证的回阳九针。十八罗汉穴解内容丰富，若得一法，可触类旁通。这是初学者入门之捷径，登堂入室之法门。有缘者，请珍惜！

第一节　十八罗汉穴穴位详解

一、合谷穴

合谷，出自《灵枢·本输》，为手阳明大肠经之原穴，在手背第1、2掌骨间，当第2掌骨桡侧的中点处，位于大凹陷中，故喻之谷（如图2-1）。合，汇聚也，交与也。更有小谷、间谷与本穴交会，故名"合谷"。合谷，别名曰"虎口"，以其扩张也。

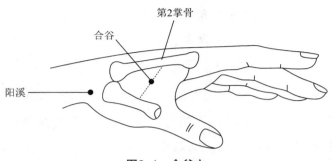

图2-1 合谷穴

《道德经》言："谷神不死，是谓玄牝。玄牝之门，是谓天地根。"这里的"谷"为"虚谷"的意思，如"虚怀若谷"；"牝"为"母"的意思。这句话的意思是，虚空之神不死，才是万事万物玄妙的生长之门。玄妙的神就隐藏在虚空之中。张开为谷，合起为山，故合谷就是山谷，简单讲就是虚空、能量之源。有谷的地方就有溪，如：合谷与阳溪，阳谷与后溪，陷谷与解溪，然谷与太溪。溪与谷相连，谷者，溪之会。谷底有水，如脉中有营血；谷中有雾，如脉外有卫气。

所以说，一个穴位的名字，不仅是中医学的符号，也蕴含着深厚的中国传统文化理念。了解这一点，对中医的传承非常重要。

合谷，有镇静止痛、通经活络、解表泄热的作用，临床上主要用于配合治疗头痛、发热、目赤肿痛、口眼㖞斜、耳聋、经闭、滞产等病证。

本穴所治病证颇多，以头面为主，四总穴歌首句即"颜面合谷收"。两侧合谷、太冲四穴，名四关，均以其能开通也。合谷，为手阳明大肠经之原穴，配乾卦，与天气通于卫阳之气，乃解表之要穴；配列缺，主太阳证，头项强痛而恶寒，发在表之寒邪；配阳池、外关，散在表之邪热；配太冲，发在表之郁热。

以上皆是合谷所治之病证。另外，合谷穴周围分布着治疗头面五官的诸多穴位，三间、灵谷能补中气，治疗头痛；第2掌骨分布着人体的全息穴，可治疗全身疾病。

本穴刺法不同，各有妙用。若用补法，如烧山火法，经络敏感者，多沿大肠经上传至对侧面部；若用透天凉泻法，则对侧眼部、面部有微风凉感，多治眼红等热病；若用极浅刺手法，解表很快；若透劳宫，治口腔诸疾；若向第2掌骨中点透刺，治胃痛；若向头部方向沿皮下平刺，可引阳上行，使面部发热。

二、太冲穴

太冲穴，为足厥阴肝经的原穴，在足背侧，当第1、2跖骨结合部之前的凹陷中（如图2-2）。太冲穴配合谷穴，这种组合在传统针法里叫开四关。在开阖枢里，阳明经为阖，厥阴经亦为阖，故手阳明与足厥阴别通。

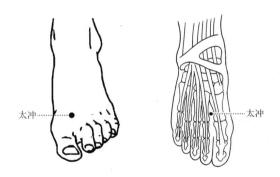

图2-2　太冲穴

首先解释"太"字，太字是大加一点，就是比大更大。我们中国把祖先的庙宇叫作太庙。人上面加一横为大，大上面再加一横为天，比大更大的就是太。为什么多了一点就比大更大呢？《说文解字》里并未提及。笔者的理解就是因为这一点是天一生水，地六成之，这一点就是万事万物的本源。原始为大，故有元始天尊的称谓。万物无中生有，那一点就是太极，太极看似很小，其实最大。

引申到针灸穴位上来，就是五脏原穴。太冲为肝之原穴，太白为脾之原穴，太溪为肾之原穴，太渊为肺之原穴，大陵为心之原穴。《灵枢·九针十二原》上没有六腑的原穴，五脏之原左右各一，故为十原，再加上膏之原鸠尾和肓之原气海，共十二原。六腑的原穴则另见于《灵枢·本输》。

那为什么心经原穴叫作大陵呢？有时开玩笑想想或许是过去写字丢了一笔，但是细细想来，却不是这样的。我们的古人很聪明、严谨，《灵枢·九针十二原》说大陵为心之原，《内经》中心包经实为心经，心包称为心主，代心受邪，代心行令，但不是真正的心，故比心小那么一点，就是大，故其原穴就是大陵。

五脏的元气出入于原穴，五脏的元气本为真元一气，就是那大下面的那一个点，只是周流于五脏，故称为五脏之原。元气留止于肝，为肝气，出于太冲，应春季；元气留止于心，为心气，出于大陵，应夏季；元气留止于脾，为脾气，出于太白，应长夏；元气留止于肺，为肺气，出于太渊，应秋季；元气留止于肾为肾气，出于太溪，应冬季。

元气随着四季昼夜周流于五脏，是五脏运行的原动力。那一点就是原始混沌状态，故为太极。

"冲"字，左侧两点就是阴阳两点，而中，为阴阳的中间和谐状态。"万物负阴而抱阳，冲气以为和"。道家有位先贤叫冲虚子，也叫冲虚道人。冲虚的内涵就是将阴阳冲和，归于虚无状态。酸碱、电子正负冲和后均归于无；中和调节阴阳，人就会处于平和虚无的状态。在人体，冲脉就是冲和任督，冲和阴阳，冲和气血。

"冲"还有一种意思就是冲开，冲动，就是沟通运动起来，也就是使阴阳动起来，太极旋转。《内经》云："圣人面南而立，前为广明，后为太冲。"这里的太冲指脑后部位，不是太冲穴，但与太冲穴有关联。肝经上达巅顶，通于脑，后下入督脉，肝经中营气为阴，上达巅顶，后入督脉，阴合于阳则降，故针刺太冲则将营血合于阳，可治疗高血压所致脑后涨痛等。

俗话说：这个人很冲，怒发冲冠，怒则气上，可将肝经营血冲入脑，故那些脾气冲的人，就容易出现脑出血等，其脉象也是两部寸脉皆往上冲。

针刺太冲的方法有好几种，我们现在用的一种是针对肝阳上亢的，是一针透两穴，即太冲透涌泉。涌泉为接地气的水，太冲透涌泉即将肝阳潜入肾水，然后治神，使涌泉发热，平肝潜阳。另一种就是疏肝解郁的针刺方法，行间透太冲，这之间还有董氏的好几个穴，这种针刺方法适用于那些生闷气的、情绪低沉的患者，可将其里面郁着的气冲开、化开。此法对肝气不疏是很有作用的。

在道家，合谷与太冲，分别叫作父穴、母穴，也称为乾元穴、坤元穴，而我称之为天门穴、地户穴，这都是一个意思，都是说两穴可调和阴阳。针刺两穴可治疗一切情志病、气滞病，甚至一些怪病。人自身阴阳调和，外邪就不会侵犯，这也是比鬼迷十三针慈悲的一种治法。

再往外延伸，还有马丹阳天星十二穴之太冲昆仑穴。昆仑就是人的巅顶，能降巅顶之气。太阳经自睛明穴上巅顶后下行至足，太冲配昆仑，能降头部之气。反过来，昆仑能落胎坠胎，这就要注意。

下面，我介绍一下取穴合谷与太冲的两种针刺方法。

◎开四关

四关最早出现在《灵枢·九针十二原》："五脏有六腑，六腑有十二原，十二原出于四关，四关主治五脏。五脏有疾，当取之十二原。"

十二原前面已阐释，分别为五脏原穴左右各一加膏之原鸠尾和肓之原气海，所以《内经》里的四关主要是在四肢腕踝关节及膈、脐部位。

到了后世，医家提出四关就是合谷配太冲。开四关很受针灸医家的重视，用以治疗情志气机病。现在高血压的针刺基础方有一个就是开四关，实践证明也是有效的。

合谷为手阳明大肠经原穴，为乾金。大肠升清降浊，传化物而不藏，主津液，传糟粕。古语："想要不死，肠中无屎"。大肠经旺于卯时（凌晨5点至7点），如果卯时排便，浊气降，清阳则升。大肠升清降浊的功能失常，一系列问题将会出现。

大肠后面正对的骶尾部是阳气升起的地方，古称尾闾关。大肠可影响尾闾关的气机升降，故保持大肠的正常传化功能，就能保持阳气的旺盛。

在易学里，乾为阳金，为天，为头，为开门；六腑中大肠也是阳金，也是开门。乾与大肠相配，合谷为大肠的原穴，故合谷穴就能治头上的疾病。

合谷附近，第1、2掌骨结合部，有一穴，董氏称为灵骨穴。人的头顶叫天灵盖，所以灵骨穴与头部相通，也称为新合谷。这个穴调节大脑气血的功能特别好，还具有生阳的作用。

手阳明大肠经，阳明为阖，阳明经主降，行卫气。卫气从手阳明大肠经传入足阳明胃经，降至足，合于足少阴肾经，与营气相合，这是阳合阴。

太冲为足厥阴肝经原穴，为巽木。足大趾下方有一筋，称为地筋，故肝气不畅则地筋不疏，弹拨地筋能够疏肝。地筋的旁边是涌泉，为水，水生木。肝经为阴，内行营气，上行至头部，入督脉，沿诸阳之会督脉下去。这就是阴合于阳。肝主血，肝气上逆则营血不降，居于脑中，则为脑出血，调太冲就是疏肝理气，还有潜阳、降营血的作用。

合谷、太冲在太极图里相当于两个黑白鱼眼（如图2-3）。太冲与巽卦相配，是黑眼；合谷与乾卦相配，是白眼。合谷、太冲两穴各一针，则阴阳相合，行气导滞。配伍是相当精密深奥的，是通过练功内证得到的真谛。

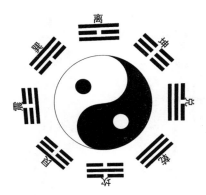

图2-3　太极八卦图

所以开四关极其重要，颜面合谷收，头颅太冲求，这两穴配伍是很多病的基础方。合谷与太冲取类比象，部位相似，所以太冲也能治颜面部的病。

马丹阳天星十二穴里有"曲池合谷接，太冲昆仑穴"的说法。曲池是大肠经合穴，能清理大肠湿热，升清降浊，并通里解表，治疗皮肤病，也是实践证明了的能降压的穴位。合谷为乾金，太冲为巽木。金能制木，相克是生理现象，使人体功能得以正常运行，但不能太过，否则就不正常了。太冲昆仑穴：昆仑属膀胱经，位于脚踝，昆仑引膀胱经经气下行，配合太冲疏肝气。所以四关穴配合曲池、昆仑降压效果更显著。

◎天门地户针法

天门地户针法，取穴合谷与太冲，是开四关的一种特殊针刺方法。在传统针灸中，开四关都是直刺。现在针灸届流行的是左长波老师的大叉穴，就是在虎口进针透合谷，抵达灵骨穴，相当于人体的冲脉，具有通调气机的作用。我们还有一针是从行间进针，透太冲，至火主穴（第1跖骨关节结合处）。这两针配合的针刺方法，叫作天门地户针法（如图2-4）。针刺方法一变，大大增强了穴位原有的功效，增强了行气导滞的作用。

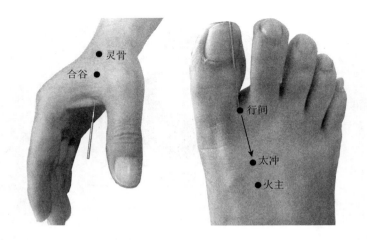

图2-4　天门地户针法

此针法之所以称为天门地户针法，是结合了易学传统文化的。在易医学中，大肠属于乾卦，位西北，为天门；肝属于巽卦，位东南，为地户。由大肠的原穴合谷与肝的原穴太冲组成的针法，我们称为天门地户针法。

合谷穴属阳明经，多气多血，主要启动卫阳之气，调动阳为主，卫阳之气的运行，下午通过阳明经下行交与足少阴肾经，故阳明经中阳合于阴。太冲属肝经，肝经运行营血，营气的运行在肝经上达于巅顶，入脑，下合于督脉，故阴合于阳，所以太冲调动营血。

那天门地户针法到底怎么操作呢？用0.12mm×40mm的针，配合患者深长、均匀的呼吸，缓慢透针，平刺进针，边进针边捻转，如果患者感觉有痛点，停下来在痛点慢慢捻转，越慢越好，将痛点转化开，然后再进针，这样三进三出，留1/3针于外。如此下来，大多数人会出现下丹田发热的感觉，但是身体虚寒较甚的患者，就不会出现这种气化反应。

丹田发热后，原来的道家是针刺完两针后坐在患者旁边，感应通周天；现在我们是扎完后手握针柄，放空自己，通过医者自己周天运转带动患者的周天运转。这就是天门地户的周天运转。

此法操作时最好是在安静、微暗的环境里，再加点佛家的舒缓音乐。

在这种宁静祥和的环境里，患者会身心放松，效果也会更好。说到底，疗病还是得治神，天门地户针法主要就是治神。这两针不仅仅是行气导滞，还能使丹田发热，培育元气，在一定程度上使周天运转，这已经是道的层面了。

三、公孙穴

公孙，出自《灵枢·经脉》篇，是足太阴脾经的络穴，在第 1 跖骨基底部前下方，赤白肉际处（如图 2-5）。公，是年老的尊称。孙，是幼小的卑称。公孙即祖孙。公亦众也，支属之总汇也。孙，嗣续也，犹支属也。公孙合起来，就是有主有支，有老有小，取类比象，所以这个穴对生殖功能有很大的促进作用。

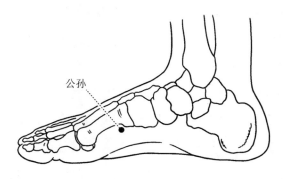

图2-5　公孙穴

公孙最早见于《灵枢·经脉》篇，是足太阴脾经的络穴，别走足阳明，也是八脉交会穴之一，通于冲脉，有健脾益胃、通调冲脉之功。杨上善曰："肝木为公，心火为子，脾土为孙，穴在公孙之脉，因名公孙。"

公孙是轩辕黄帝的姓，轩辕黄帝是中华民族的祖先，那么公孙就是我们人体"祖先"所在之处，人体的"祖先"就是我们的元气，所以公孙在人体内至关重要。如果让我在全身选出一个最重要的穴位，我会选择公孙。

在奇经八脉里面公孙通冲脉，是脾经络穴，络于阳明，这一个穴位联络着太阴脾经和阳明胃经。人体的中土都靠它联络。冲脉起源于胞中，与胞中关系密切，能上达巅顶，下达血海，冲和气血，调和阴阳。从远端启动元气的话，公孙为最佳选择，针刺（斜刺或直刺，取最敏感点）后行烧山火或者艾灸，就能启动丹田之气，使多数患者丹田发热，再让患者意守小腹丹田，凝神聚气，就能培补元气，这就是一切气功的基础。所有气功的基础就是让丹田饱满，气功的关键就是养丹田之气，无论方法如何，都是在"静"上下功夫，静才能凝神聚气。

《内经》曰："恬淡虚无，真气从之，精神内守，病安从来。"如何能恬淡虚无呢？如果我们针刺时没有得气的话，我们的思想就无所依，集中不起来。如果针刺时用烧山火手法，让丹田发热饱满，以一念代万念，思想就容易集中，神集中，元气则聚，慢慢安静，静到极致，就处于恬淡虚无的状态。

在针刺治神的过程中，当患者丹田之热透达腰骶时，将针尖抵骨向上行烧山火手法，就能够通督；当真气自头顶下行至印堂时，将针尖滞针下压、回拉，真气可下行至关元、涌泉。所以公孙是很重要的。

我们人体是一个小的能量体，宇宙是很大的能量体，每一个能量体都有一个核心能量区。我们人体的丹田、胞中就是核心能量区，能直接启动肾间动气，这个意义很大。

冲脉、任脉、督脉皆起源于胞中，《难经·六十六难》曰："脐下肾间动气者，人之生命也，十二经之根本也。"肾间动气极其重要，由于针刺公孙穴后采用烧山火或者艾灸能够启动肾间动气，所以公孙穴可以配任何一个穴位，以固性命、强身体、培元气、调经络。公孙属于脾经，络胃经，还与肾经相通，后天补先天。公孙配内关可以调心胃疾病，如果再加上足三里和中脘，效果更好。

补公孙，可使丹田温热，神气相依，修命养肾，育十二经之根，根深蒂固乃长生久视之道也。此穴亦可通任督，调冲脉，通十二经脉大周天。故本穴为飞龙针法之祖穴。若有一穴一针治万病，固性命，即轩辕黄帝穴，公孙穴也。

我们的五气朝元针法（针方组成：左陷谷、左足三里、右地机、右外关、右公孙。具体内容详见后文）中，前面四针针刺之后，画龙点睛之笔就是针刺公孙穴，使丹田发热。如果非要简化的话，取这一个穴位就可以了。体寒可以艾灸，灸热之后，患者会感觉到有热沿经络循行，然后行往返灸等，配合患者在治疗过程中治神。治疗结束后可让患者自己在家里凝神静气守丹田，以防治百病，特别是慢性病。

另外，无极针法中最关键的是，神到气到，神凝气聚，培育先后天元气，达到聚气通经络的目的。关键穴位不多，最重要的就是阳池、公孙。这也是笔者的新发现，对针灸、治病、养生都有极其深远的意义。

四、阳池穴

阳池，出自《针灸甲乙经》，为三焦经之原穴，在腕关节背侧横纹上，当指伸肌腱的尺侧缘凹陷处（如图 2-6）。阳池穴，顾名思义，阳气蓄积之池，为三焦元气所在之处，三焦为元气之别使。腕关节取类比象于人体腰部，故阳池与命门真火相通。阳池为飞龙针法通督脉之要穴，亦为补命门真火之关窍。凡命门脉弱，亦即右手尺脉沉弱迟，元阳之气虚者，补阳池，针后先有腰腹发凉的排寒反应，而后有腰部发热，真阳之气随督脉上升达巅顶的通督气化反应。补阳池后，大多数患者腰部直接发热，并无排寒反应。总之补阳池可暖腰温肾，继而通督。阳池既能补阳，又能通过泻法泻阳。在传统的功效中，阳池治疗口干口渴、发热。

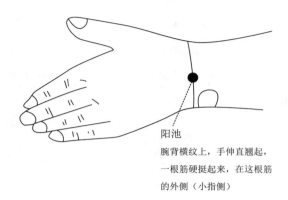

阳池

腕背横纹上，手伸直翘起，
一根筋硬挺起来，在这根筋
的外侧（小指侧）

图2-6　阳池穴

阳池穴是飞龙针法中极其重要的核心穴位之一。行飞龙针法的时候先针刺公孙穴使丹田饱满发热，再于阳池穴行烧山火，针尖斜向头部方向，抵住骨头，就能使腰部命门发热，真气沿督脉上行，直达巅顶。我们把这个过程叫作飞龙，其实就是一种通督的针法。阳池通督比公孙快，但不能使丹田直接发热，除非通督后将真气沿任脉引入丹田。

补阳通督对治病、养生来说均意义重大。经曰："阳气者，若天与日，失其所则折寿而不彰。"庄子曰："缘督以为经，可以保身，可以全生，可以养亲，可以尽年。"

以阳池为代表的周围几个穴位也是很重要的。阳池、外关、支沟，我们叫"手三火"。三针并用，就能使背部发热。外关通阳维脉，支沟又是三焦经的火穴。三针并用，用迎随补法。通督的传统穴位是后溪。在后溪穴上行烧山火也能通督，但作用不如阳池穴，必要时两针可以同用。

其实支沟穴行烧山火也能通督，外关、曲池、公孙都可以。效果比起来的话，还是公孙、阳池为好。这两个穴位是飞龙针法的核心之核心穴位，是十八罗汉穴中的降龙、伏虎穴。

说起阳池，还有一个运用，就是针阳池及其两侧的指伸肌腱处以治疗急性腰扭伤。我几十年未曾失手过，效果极好。我将之称为腰痛三针

（如图 2-7），旁边的两针是疏通腰部气机，中间阳池一针行烧山火，就能使腰部发热，并能温肾助阳。若再配合地部六针、腰部排针治疗腰部疾患，就能调动整个腰部气机，使腰部发热，让患者意守腰部，就能补肾。阳池就是我们常用于治疗腰部疾患的画龙点睛之穴，其作用比针刺委中来得更快。

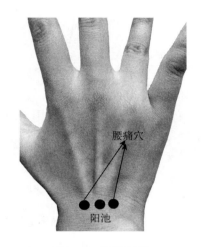

腰痛穴

阳池

图2-7 腰痛三针

五、足三里穴

足三里，出自《灵枢·本输》，为足阳明胃经的合穴，在犊鼻穴下 3 寸，距胫骨前嵴 1 横指（如图 2-8）。足三里是非常重要的穴位，四总穴里曾提到"肚腹三里留"。为什么叫三里呢？一个是从取穴方法讲，因本穴位于膝眼下 3 寸，3 寸即为三里；另一个是从作用上讲，里＋王＝理，调理之义，肚腹三里留，即指本穴可调理肚腹之疾。针尖向上、向下、直刺是不一样的，能分别调理脐上的上腹部、脐中、脐下的小腹部，所以叫肚腹三里留。针尖向上，配内关，治疗上焦及胃脘部病证；针直刺或微向下刺，配上巨虚，治疗脐周胀痛；针向下刺，配下巨虚，治小腹病，也可配三阴交；配曲泉直刺，治疗小腹两侧的疾病。

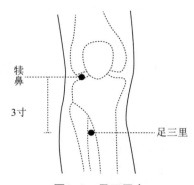

图2-8　足三里穴

足三里穴性平和，有调理胃气升降的作用，《难经》云："合主逆气而泄，三里可降气，足三里烧山火，可除胃寒，健胃腐熟水谷，助消化，为后天气血之源。"

足三里是足阳明胃经的合穴，能理三焦。足阳明胃经属后天八卦之艮卦，艮卦位于后天八卦之东北方，是太阳升起的地方，也就是阳气升起的地方，是太极图中阳鱼的尾巴，叫生门。在时辰里面就是早上的寅时（3点至5点），寅时为生气之时，也就是"三阳开泰"。所以足三里是人们公认的长寿穴，日本有一位老太太活了120岁，有人问她原因，她说就是灸足三里。

足三里属艮土，土生万物，又能生阳，是阳土。足三里是足阳明胃经合穴，在生门，后天的水谷精微皆要靠脾胃来运化；另外，通过足三里可以把卫阳之气降到足少阴肾经（参见《灵枢·卫气行》），后天补先天。所以，"肚腹三里留"是极其重要的。

那我们怎么来运用呢？像胃痛、腹胀、失眠、高血压，都可以选用足三里来治疗，因为足三里可以降胃气。足三里是补气的要穴，相当于人参、黄芪、白术这类的补气药，可补脾气，也就是补后天之气。

足三里的配穴也极其重要，比如与合谷相配。合谷是手阳明大肠经的合穴，而足三里是足阳明胃经的合穴，二者都属于阳明经，且阳明经多气多血，故二穴相配就可以补气，效果较好。那么怎么扎呢？古代有一个补中益气针法，其作用相当于补中益气汤，是足三里、合谷和百会相配，针刺的顺序就是足三里、合谷、百会，针足三里时针尖向上，然后依次直刺合谷、百会，合起来就可补中益气。如果把顺序弄反了，就不是补中益气了，那就是降气的了，所以针刺顺序也是至关重要的。针毕取针的时候，仍然是自下往上取针，这蕴含着治神的思想，针到则患者的神到，神到则气到，神随针动，气随神行，这样就能把气机调起来。

穴位很重要，穴位之间的配合也是相当重要的。足三里要用补法，行烧山火手法；合谷亦是用补法；百会前1寸在平衡针法里叫升提穴，传统的百会穴就可以升提阳气，但此穴升提阳气的作用要比百会的作用还要强。合谷前即第1、2掌骨结合部有一灵骨穴，有人叫"新百会"，董氏叫灵骨穴，升阳的作用很强，所以扎合谷时，可以从合谷一针斜透至灵骨，而且这样扎正好是顺着经气向上，补中益气的效果更好。

补中益气除了补气，升提更重要，所以针刺时连同百会前面的升提穴、灵骨穴，升提的效果更明显。足三里、合谷、百会、升提穴、灵谷穴这样配合就是补中益气的针灸方。除了注意针刺顺序、针毕起针的顺序外，还要注意具体的操作手法、针尖的方向。

顺序如果反过来扎呢，比如按百会、合谷、足三里的顺序，就成降气针法了。合谷穴配曲池，足三里配陷谷透涌泉，也可以把阳气降下来，相当于我们的阳明针法。补中益气针法传统的配合就是足三里、合谷、百会，也可以加五气朝元里的公孙直刺一针，因公孙通冲脉，这样一来补中益气的作用会大大地加强。当然也可以加一针太冲，针刺方向与合谷透灵骨相似，可以太冲透火主，这样与前面的足三里、合谷、百会相配合，补中益气的效果会更明显，就好比我们的飞龙针法了。

对于中气下陷的疾病可以运用补中益气针法，升血压时也可应用，高血压就不能用了。传统的补中益气针法加上升阳、升火的针法，效果会大增。其实这些都是我们常用的一些穴位，用熟了就会有妙用，作用就会加强。

医者的意念、针尖方向的改变，都有妙用，比如合谷、太冲，无非就是改变了一下针刺的方向而已，就衍生出了不同的针法。当然针刺的顺序不一样时，作用也会改变。

以上就是笔者关于足三里的应用，以及传统的补中益气针法，改良的补中益气针法，还有合谷、太冲的新扎法。合谷配足三里也就是担法，虽然不在一条经脉上，但都在阳明经上，两条经是对接的；太冲与公孙虽在两条经上，但属于截法，是相邻的两条经脉。这就是马丹阳所说的担、截之法，纵担横截，马丹阳天星十二穴中，合谷曲池穴是担法，太冲昆仑穴是截法，列缺通里穴也是横截之法。所以这种改良的补中益气针法也是应用了担截之法，其实就是在传统的针法上进行演绎。

六、列缺穴

列缺，出自《灵枢·经脉》，是手太阴肺经的络穴，亦是八脉交会穴，在前臂桡侧缘，桡骨茎突上方，腕横纹上 1.5 寸，当肱桡肌与拇长展肌腱之间，或者以左右两手虎口交叉，一手食指押在另一手的桡骨茎突上，当食指尖到达之凹陷处取穴即是（如图 2-9）。中医的每一个穴名都蕴藏着很深刻的含义，现在把穴位标准化，标上 S、L 什么的，那纯粹就是把穴位的内涵丢失了。认识一个穴位应先从穴名开始。列缺，又列又缺，列缺即是缺口，从穴位的位置来看，列缺穴位于桡骨头的上方缺口处，我们揣穴的时候，就能触到一个小小的缺口，这与它的名字相对应，也很形象。

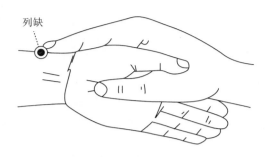

图2-9　列缺穴

列缺呢，还有另外的一层意思。《山海经》里列缺就是雷神的名字，如李白诗中有"列缺霹雳，丘峦崩摧"的描述。雷是天空中的霹雳，雷神打雷闪电的时候是往下行，所以雷电在大自然有通上彻下之能，雷电一闪，行霹雳，能使阴霾消散，故可治人巅顶沉郁之疾，使人头目清爽。列缺是雷电，电在八卦里面是离卦，属火，列缺在灵龟八法的八脉交会穴里面本来配的就是离卦，这就与雷电之神相应。离卦在后天八卦里位于最上位，正是一阴所生之时。虽然中医五行里是火性炎上，但我们人体自身这个小宇宙中火不能上炎，要下行而温下焦，要收敛、内敛，虽然火要向上，但达到最高处，一阴所生之时就要向下行，紧接着火生土就是坤卦。

列缺是手太阴肺经的络穴，联络着手太阴肺经与手阳明大肠经。我们将两手合十，面对着胸，易象全息手太阴肺经与我们前面的正中线相对应，肺又在前面，所以列缺通任脉，又属于手太阴肺经，有通上彻下之能，能清胸部之郁闷。

以前臂为全息元，列缺就正对颈部的位置，所以四总穴里面有"颈项寻列缺"的说法。古人说的颈和项是分开的，项是后项，颈是前颈，前后对应，所以列缺能治疗颈项部不适，当然咽喉部的问题，也可以选列缺，最著名的就是列缺配照海。

说到"颈项寻列缺"，颈椎病，颈部、项部肌肉僵硬不适，落枕等都可以选用列缺治疗。《内经》上说，"不能俯仰者，取之太阳，不能顾盼者，取之少阳"，像不能顾盼的疾病，只针中渚一个穴位就能使其立马缓解；不能俯仰者，在中渚穴基础上加一针承浆穴，则大部分人的症状都可以解决。遇到具体的问题时，临床上应灵活配伍。

列缺是手太阴肺经的络穴，而肺为水之上源，所以列缺又能治疗泌尿系统的疾病，如尿血、淋证。列缺，即缺口，上面气管处是缺口，下面尿道口也是缺口，所以列缺也能治疗泌尿系统的问题。对于急性尿路感染，浅刺上挑列缺穴，疾病会立马缓解。所以列缺穴是一个很有故事而且很有用的穴位。

列缺，能治疗肺的问题、颈项的问题、任脉的问题、泌尿系统的问题。把穴位的名称吃透了，它的功效也就掌握了。

那么，临床上如何来运用呢？说一个经典的配方，列缺与合谷相配。合谷穴是手阳明大肠经的原穴，列缺是手太阴肺经的络穴。合谷是用来解表的最主要的穴位之一，合谷的主要作用部位在颜面部，四总穴"颜面合谷收"；列缺的主要作用部位在颈项部，"颈项寻列缺"。之所以要解表，是因为有恶寒症状，有一分恶寒便有一分表证。《伤寒论》中太阳病的提纲证是"太阳之为病，脉浮，头项强痛而恶寒"。治太阳病，用合谷配列缺即可迎刃而解。合谷浅刺祛恶寒，列缺浅刺祛头项强痛。外感是从表而入的，当"在皮治皮，在肉治肉，在筋治筋，在骨治骨"。

感冒初起，若针刺太深，反而会引邪入里，所以要浅刺调动卫气驱邪外出。"营行脉中，卫行脉外"，卫气本来就在外面，所以极浅刺就能够把卫气调动起来，从而把外邪驱除出去。针刺用补法还是用泻法，根据风寒、风热具体情况确定。极浅刺针法要认真去学习。极浅刺针法包括制热法与制凉法。制热法就是针尖刺入皮肤浅表膜后，轻轻下压，以引卫气入内，具有温阳除寒的作用；制凉法就是在皮肤浅表膜上极浅刺入轻轻上挑，如做皮试，挑住后缓缓捻转，有泄卫气、清热、解表的作用。二法除用于所有体穴外，还可用于耳穴补泻，可调理全身疾病。

解表的穴位一定要配合解表的针法。有人说感冒发热时不能用针灸，那真是未得其术！感冒初期可以通过极浅刺驱邪外出，这是刺卫之法；发热时可用泻营之法，如刺络放血，这是泻热之法，怎么会将邪气引入？大椎、至阳、三商都可以用浅刺之法泻肺热。

合谷配列缺是治疗感冒的最主要的两个穴位的配伍，当然具体应用时可以配伍风池、风府、风门、肺俞，浅刺、极浅刺都能解决问题。

合谷配太冲是开四关，合谷与太冲的特殊针法就是我们上升到高层次的天门地户针法；合谷、足三里和百会相配就是补中益气针法；合谷配列缺就是解表之针法，是治疗一切外感的基本针法。

这就是感冒的针方。若是遇到体虚感冒，我们可以加一针足三里。足三里配合谷就是补中益气，就能够升阳，足三里又是足阳明胃经的合穴，可将胃气调起来。足三里应浅刺，针尖向上，加上合谷、列缺解表，也能够解决感冒病证。

古代也用开四关治疗感冒。合谷能发汗解表，太冲能疏肝解郁，两穴合用能行气导滞。把经脉之气先解开，在合谷上应用特殊的手法依然可以治疗感冒。气滞一行，手法一变，功效就变了。虽然是很简单的穴位，却蕴涵着深刻的道理、经典的疗效。

◎任脉针法

列缺通任脉。首先我们要先认识什么是任脉，任脉是阴经之海，任脉总管六阴经，任脉在前面胸腹的正中线上，其实我们人体的五脏六腑在前面都有分布，都在任脉的循行线上，所以脏腑的病往往与任脉有关系。

单独来讲，也有任脉为病的脉法。如《奇经八脉考》里面说的"前部横于寸口丸丸者，任脉也"。前部就是寸部。上面这句话也就是说，寸口的脉横于寸口如丸丸滚动停留，是任脉为病的脉象。另有《脉经》里面说的"寸口脉来紧细实，长至关者，任脉也"。紧就是张力足，细就是细微，上可与关通，上指的是朝向头部，实就是有力。也就是说，寸脉张力足、细微有力，通到关部，这也是任脉为病之脉象。这第二种脉象对应的病证就是"少腹绕脐，下引横骨阴中彻痛"，即少腹、脐部下至阴中都有彻痛，可取关元穴来治。实际上好多脏腑的疾病都可以用任脉来治。

现在流行的好多针法都可以归结于任脉针法，比如说胸部的排针、腹针的引气归元，这些针法在临床上运用的时候，加列缺与通里穴，效果会大增，因为列缺通任脉。比方说单纯将胸部的排针扎上，沿肋间隙皮下浅刺，就有宽胸理气的效果，可以调理心肺，如果再加上列缺、通里，胸部排针的针感会大大地加强，有的人甚至会感觉到胸部有气把针感串为一体了，还有发热或发凉的感觉，有的会感觉到胸部开阔了。

引气归元也是一样。传统的引气归元刺法是中脘针刺得气后再向小腹的方向30°斜刺下去，下脘也是一样，气海是得气后再向小腹的方向60°斜刺下去，关元是直刺。我们引气归元的针法与上相比，是有所区别的，先针刺中脘，中脘得气后要烧山火使其发热，再将针退至表层与体表成30°或者45°夹角朝小腹方向斜刺下去。这样一针一针引下去，丹田基本就会发热。为了加强这个针法，可以配上列缺与通里穴。胸部的排针、腹部的引气归元本来就是打通、疏通任脉的针法，再加上列缺、通里穴，作用就会大大加强。

像我们的飞龙针法，当热感到了印堂之后，加上一针列缺，就会使之从印堂下至丹田了，这是已经应用非常成熟的经验。通过大量的临床实践，我们验证了列缺通任脉是真实存在的。所以要懂得列缺的应用。列缺通任脉，单纯应用可以治疗嗓子痛、颈项部不适等，治疗嗓子痛时还可以配照海。

以上就是我们说的任脉针法，应用时可以配合天突穴、鸠尾穴、气海穴、关元穴。天突穴是任脉与阴维脉的交会穴；鸠尾穴是膏之原，又是任脉的络穴；气海穴是肓之原，在任脉上，是补气大穴；关元穴是治疗任脉疾病的穴位。以上《脉经》上都有记载。这四针扎上，上焦有天突，中焦有鸠尾，下焦有气海、关元，再加列缺与通里穴，就可以把任脉的经气调通。任脉降，则阳明经降，从而带动足阳明胃经下降，如此阴阳就会相合；任脉不降，往往阳明经也就不降，就有腹胀、腹满的症状。

任脉的病往往是脏腑虚寒，如癥瘕积聚，都是由寒引起的。另外，我们临床上经常遇到飞龙时患者后背发热，而小腹就是没感觉的情况，如好多年轻人夏天由于贪食生冷引起脾寒，所以飞龙时小腹难发热。

因此，我们在飞龙时要在中脘或者鸠尾上多留针，或者多守气。气降到中脘，中脘发热后，再用列缺加通里穴将气引到关元，丹田就会发热，因为土能克水，中土温了之后，下焦的寒气就可以祛除掉。这就是列缺通任脉的另外一种用法。

七、内关穴

内关，出自《灵枢·经脉》，是手厥阴心包经的络穴，亦是八脉交会穴。位于前臂正中，腕横纹上 2 寸，在桡侧屈腕肌腱同掌长肌腱之间取穴（如图 2-10）。内关穴是古代的四总穴之一，四总穴歌是"颈项寻列缺，面口合谷收，胸胁内关谋，肚腹三里留"。四总穴都是先贤们高度总结的经典的内容。

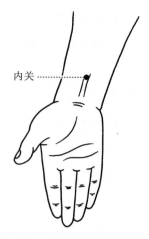

内关

图2-10　内关穴

内关是很常用的，古人说"胸胁内关谋"，也就是说，治疗胸胁部疾病，内关穴是必选的，为什么说"胸胁内关谋"呢？从经络上来看，内关穴属手厥阴心包经，心包经的循行本就是从胸走手，所以内关穴是治疗胸胁部疾病至关重要的穴位，尤其是对心脏病的治疗。心包是代心受邪，心包在《内经》中叫心主。

《灵枢·终始》谈到人迎脉口脉时说，"脉口四盛，且大且数者，名曰溢阴。溢阴为内关"。也就是说，脉口四盛可以作为选择内关穴的一个脉象指征。按人迎脉口脉法切脉，左右手比较，右手的寸脉大于左手的寸脉为脉口脉；再将右手的寸脉与关脉相比，若寸脉的强度或脉势明显大于关部脉，就是脉口四盛。这种脉反映了胸部的气机不能外达，郁结于胸中。

所谓内关者，就是经气内藏于关隘，不能透达外出，营气不能外透则卫阳之气也就不能外达。内关通阴维脉，阴维脉是联络六阴经与任脉的通道，所以任脉上的疾病、六阴经的疾病都可以取内关。

内关穴是手厥阴心包经的络穴，手厥阴心包经与手少阳三焦经相表里，联络着手少阳三焦经，三焦属阳，内关就能够调节阴阳，临床上扎的时候可以内关透外关。外关是手少阳三焦经的络穴，内关透外关就可以调节阴阳，这是临床上非常常用的。

"胁肋支沟求"。支沟在手少阳三焦经上，外关上1寸，胸胁与胁肋是不一样的，胸胁是阴经，是里面的，内关偏于治疗胸胁在里之疾；胁肋是在表皮的，外面的，经络循行线上的，支沟偏于治疗在外之疾。胁肋部除了手厥阴心包经经过，还有足太阴脾经、足少阳胆经传过，手足少阳相通。"胁肋支沟求"，也指循行线上的疾病皆可直刺支沟穴来治疗。

临床上，我们主要用内关穴来治疗心、胃的疾患，如胸闷、憋气、心绞痛，或心脏供血不足。一般来说，偏重于脏腑的疾病取同侧的穴位，效果好一些，这就说明穴位在治疗疾病的过程中仍然有它的偏向性，如我们临床上偏重于取左内关以治疗心脏的疾患。取左内关穴，心脏不适症状多可立马就能缓解，取右内关则效果差一些。临床实践表明，四肢的疾病往往是交叉对应取穴，而脏腑的疾病往往是同侧取穴，这可能与大脑的功能定位有联系，具体的原因还有待于进一步深入研究。

还有"公孙内关胃心胸"，所以内关治疗胃痛效果也是很好的，为什么内关穴能够治疗胃痛？这要从中医脏腑别通的理论来考虑。手厥阴心包经在开阖枢里面，属于阖，足阳明经亦属于阖，手厥阴与足阳明相别通，足阳明是胃经，所以内关穴能够治疗胃的疾患。还有，内关穴在灵龟八法中配的是艮卦，艮属胃，艮者，止也，所以内关穴能够治疗胃痛，这与足三里能够治疗心脏的疾病是一样的，都是脏腑别通的理论。针刺足三里，针尖向胫骨内缘的方向扎过去，就可以治疗心脏的疾病，董氏在足三里附近有一个四花上穴，也能够治疗心脏的疾病，也是手厥阴与足阳明相别通的原因。艮者，止也，所以应用内关穴治疗心动过速也是临床上经常使用的，能使心率很快慢下来。艮还主关节，所以内关还可以治疗关节病，董氏经常将膝盖的穴位与心脏的穴位放在一起使用。内关治疗膝关节疼痛的效果也特别好，常配董氏肩中、太冲穴。

　　临床上应用内关时，对于胃的疾病常配伍足三里、中脘，对于心脏的疾病常配伍公孙、大陵、间使、至阳、左天宗穴，但要取左内关。

八、三阴交穴

　　我们刚刚讲了内关穴，小腿上有三阴交穴，位置与手上的内关穴差不多。三阴交，出自《针灸甲乙经》，是足三阴经交会之处，位于小腿内侧，当足内踝尖上3寸，胫骨内侧缘后方（如图2-11）。三阴交，就名字而言，就是足三阴经在此交会。

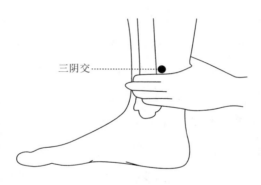

三阴交

图2-11　三阴交穴

　　足三阴经即足太阴脾经、足厥阴肝经、足少阴肾经。三阴交这个穴位是非常重要的，因为一切慢性疾病发展到后期都会累及三阴经。所以凡是慢性病、大病都应该扎三阴交。我们人体的小腹是三阴经汇集的地方，扎三阴交这一个穴位就能够启动三阴经，并带动三阴经的经气调节小腹的功能，从而起到调节五脏六腑的作用，所以言"小腹三阴交"。

　　小腹在我们人体里又是至关重要的，不仅仅是因为我们人体的生殖器官都在此，还因为小腹是人体元气的发源地，冲、任、督脉所起源之胞中就位于小腹部。小腹部的穴位也是极其重要的，而足三阴经又能够从远端启动小腹部的真气。

凡是妇科的疾病都可以选用三阴交治疗。子宫肌瘤的患者，按压三阴交时痛感是很强烈的，这就反向印证了三阴交与小腹部的关系，"有诸内必形诸外"。

从三阴交位于小腿的位置来看，与内关穴位于前臂的位置恰好类似。这就让我想起石学敏教授的醒脑开窍针法。

足三阴经从足走胸腹，三阴交一针就能够激活足三阴经；手三阴经从手走头，内关一针就能够激活手三阴经。这样三阴交与内关就把六阴经的经气舒开了。经气不升，往往是因为六阴经经气郁于内，舒展不开，而六阴经经气上升时，会带动督脉中的阳气上升。督脉阳气的上升，就有助于醒脑开窍。

反过来督脉中的阳气在上升的过程中就会带动六阴经的经气上升，就如河图（图2-12）中按顺时针方向从内层来看人体里面是阳气在上升（白球从一到三），从外部来看则是阴气在上升（黑球从六到八）。六阴经就是外部，代表了后天之经气，先天督脉中阳气上升的时候就能够带动后天六阴经经气的上升。

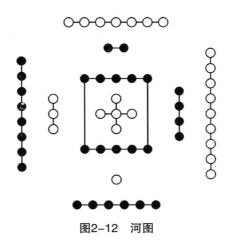

图2-12　河图

我们古人也说"要想不老，还精补脑"。扎完三阴交、内关后，紧接着扎一针人中。在古代，人中穴一直是急救穴，能醒脑开窍，而且又在督脉的循行线上。内关、三阴交、人中这三个穴位就是醒脑开窍针法的主要穴位，其他的配穴有肘部、腋窝的穴位。

　　所谓的窍不通一般就是痰浊瘀血闭阻心窍。痰浊、瘀血都是阴经里面的阴气，阴经里面的营血疏通开来，阳气自然也就出来了。就像取暖管道堵塞之后，没有热量外达；取暖管疏通之后，就有热量外达了。营卫之间的关系就是阴阳之间的关系，就像是我们的河道通了才会有雾，河道不通了也就没有雾。

　　我们一般说的足三阴经从足走胸腹、手三阴经从胸走手，实际上就是营气的运行，营气在阴经里面运达了，卫阳之气也就能够向外透达于表。《内经》云："精神弛坏，营涩卫除。"营血涩滞不通，卫气就无以透达。针刺三阴交与内关穴就能通营血，从而使卫气向外通达于表。"精神弛坏，营涩卫除"前面还有两句是"嗜欲无穷，忧患不止"，说的就是先后天之间的关系。嗜欲无穷耗的是神，神耗了就会精神弛坏，就会伤精，精神弛坏之后则营涩卫除。反过来，精气神对于营气的运行有推动作用，而营气的运行又可以与卫气互生，营气调活之后才会有卫气的产生。这就是对醒脑开窍针法的理解。学习一种针法，应当先去思考它的内涵。为什么醒脑开窍针法先从阴经着手，然后才是督脉呢？上面就是原因所在。临床应用的时候，血压高的患者可以去掉人中，取四神聪穴，效果要好一些。

　　前面所述三阴交，是指内踝上3寸的穴，另有一个三阴交在内踝上8寸。这个是经络循行中，厥阴、太阴、少阴的交汇处。但后世多用内踝上3寸的穴。

九、中脘穴

中脘，出自《针灸甲乙经》，是胃经的募穴，又是八会穴之腑会，位于上腹部，前正中线上，当脐中上 4 寸，相当于胸骨下端与肚脐（神阙）连线的中点（如图 2-13）。中脘穴是相对于上脘穴和下脘穴而言的，中脘上 1 寸是上脘，中脘下 2 寸是下脘。脘是空腔的意思，中脘在我们人体胃脘部这个部位，里面是一个空腔。中脘是胃的募穴，属任脉，中医讲"腑会中脘"，就是说中脘是六腑汇聚之地，故通过中脘可调六腑。为什么呢？

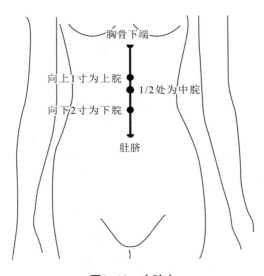

胸骨下端

向上 1 寸为上脘　　　1/2 处为中脘

向下 2 寸为下脘

肚脐

图2-13　中脘穴

因为胃主和降，胃气降，则六腑通降。六腑者，传化物而不藏。五脏者，脏精气而不满。腑在于通降，所以中脘是非常重要的。

中脘在人体中焦的部位。《内经》将中脘穴叫作"上纪"，在飞龙针法中也将中脘穴作为治疗中焦疾病的治神主穴。

真气运行法里的第一步功"呼气注意心窝部"就是注意中脘这个部位，这个功法来自道家内丹术里面的退阴符的方法，正是真气运行法引入了这一步功法，才使我们练功时得气的感觉大大加强。道家内丹术修炼时强调"凝神聚气"，是即意守关元这个位置，但是得气很慢很慢，心志不坚定的人往往刚开始没有感觉，容易放弃，而那些心胸阔达、根基比较牢固的人会容易得道。

我们在练真气运行法的时候，在中脘扎上一针后感觉就会增强。按我们练真气运行法的体会，在练第一步功法的时候，中脘会出现沉重的感觉，在中脘这儿凝神、守气、专注，就如《内经》讲的"必一其神，令志在针"，注意力高度集中，感觉就会越来越强。

这种感觉也会发生变化，有的人会发胀，有的人会发热。当中脘发热的时候，中焦的疾病一般都会解决；热到一定的程度，就会变空，当空了之后，一些中焦的慢性疾病还会出现隐隐作痛的感觉，这种感觉往往是在练功的时候有，不练功了就消失了。据此也可以判断这些感觉是练功的反应，还是病变的反应。若是练功的反应，停止练功之后，上述感觉就会消失；如果是病变反应的话，不练功也能够感觉到。

为什么要说真气运行法的这一步呢，因为中脘治神和练功出现的反应是一样的，而针刺治神又比真气运行的"呼气注意心窝部"得气更快。中脘得气之后，对于肝、胆、胰腺、胃、心、肺等的疾病都具有重要的意义。

中脘穴扎针之后让患者守神，注意力高度集中，是很关键的。这一个穴位，就可以调理中焦的疾病。正所谓"针刺之道，贵在治神"。

这与道家内丹术的修炼过程是一致的。在中脘穴行烧山火的手法或者是郑魁山老师的"老驴推磨"①的手法，都可以让中脘发热。只有个别的中焦特别虚寒的患者，不容易发热，可以加上灸和针，或者理中汤以使其发热，来调理中焦虚寒。

温中土有很重要的意义。土能生万物，亦能生五脏，五脏的寒多与中

---

① 老驴推磨：针直刺得气后，下压针柄使之弯曲90°，以穴位为圆心，顺时针缓缓转动针柄。

土有关，就像治疗阴寒的中药方一样，土温了以后，就能使五脏元气充足。

老百姓口中流传着一句话是"金、木、水、火、土，破了用土补"。治疗五脏的寒证，温中土是很重要的方法。当中脘有气感向小腹部下行的时候，可以配合列缺一针，如此则气机自然下行。这就是真气运行法的第二步功法"意息相随丹田趋"。

实际上针刺列缺就能加快气机向下而行。在腹部全息里，中脘正对人体口的位置，所以中脘也能治疗头部的疾病，口又属脾，故中脘配人中可治失音。我们把中脘、下脘、气海、关元合起来叫引气归元针法，即通过针灸在任脉上把气从中焦引到关元上去。再加上列缺与通里就使气快速地从中焦引到关元上去。引气归元能治疗中焦的疾病，同时中脘治神，中脘发热就能温中土。土能伏火，依次针中脘、下脘、气海、关元，就能使整个腹部温暖，中土温，人就能够心神安宁。

"胃不和则卧不安"，中脘为腑会，任脉通之后，六腑之气就通畅，若胃经之气通调，卫阳之气就能够合于少阴，就能够治疗失眠。中脘与足三里相呼应，足三里是胃经的合穴，足三里一针针尖向上烧山火也能够让中脘发热，而治疗失眠。

中土一降，六腑通调，肺也能够通调。所以我们说中土斡旋对气机的升降有着很重要的作用。

十、神阙穴

神阙，出自《针灸甲乙经》，在任脉上，位于脐窝正中（如图2-14）。从字面上看，阙就是门，神阙就是神出入的门户，是我们先天在母体中时脐带与外界相连的地方，是气血的主要通路。

神阙在人体上下中心的位置。在河图、洛书上，中心是中土。所以，神阙也是中土，土生万物，我们身体的一切都是由此而产生的，所以这个位置至关重要。

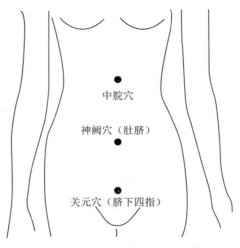

中脘穴

神阙穴（肚脐）

关元穴（脐下四指）

图2-14　神阙穴

　　中土虚寒的人，我们在神阙穴艾灸，可养五脏、增元气。神阙穴位于中脘与关元之间，能连通先后天。齐永发明的脐针，以神阙为中心，在易学理论指导下进行针刺，治疗很多疾病确有疗效。即在肚脐周围布后天八卦（如图2-15），按照后天八卦、河图、洛书的方位，在脐中央到脐壁边缘距离的上1/3处（如图2-16）进针，由里向外侧平刺，四正位（即坎、震、离、兑）补阳，四隅位（即巽、坤、乾、艮）补阴。有补肾三针（即坤、乾、坎）、补阳三针（即坎、震、离）、健脾三针（即巽、离、坤）、雷风相搏（即震、巽）、山泽通气（即艮、兑）等脐针处方。

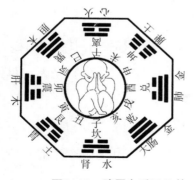

图2-15　脐周布后天八卦

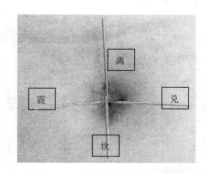

图2-16　后天八卦四正位脐针法

道家有一个针法叫雷火神针（如图 2-17），就是在神阙穴、肚脐旁开 0.5 寸的肓俞穴和肚脐下 1 寸的阴交穴进行针刺。这三针可以使丹田饱满，启动肾间动气，然后再根据具体的病变部位对症选穴，效果很好。

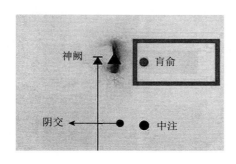

图2-17　雷火神针

　　神阙的腹针法，就是引气归元针法和腹四关针法，另外再加刺双天枢，其中引气归元针法和腹四关针法最重要。引气归元针法交通心肾，相当于坎、离两卦，一上一下；针刺双天枢疏通气机升降，肝主升，肺主降，一升一降，一左一右，一木一金，相当于震、兑两卦；腹四关相当于四隅位，针刺腹四关调理脾胃。这就是以神阙为中心的腹针法（如图 2-18）。

　　引气归元针法穴位组成是中脘、下脘、气海、关元。腹四关穴位组成是双侧滑肉门及双侧外陵四穴。

　　如果在公孙穴烧山火，丹田饱满发热后，再针刺脐针、腹针，就可以提高疗效，若用艾来悬灸，也能增加疗效。

　　知识得融会贯通。脐部很重要，相对应的命门也很重要。如果在命门布八卦，然后悬灸，是不是有另外的作用呢？应该说补阳的作用更大一些。

　　神阙、命门、中土、任督二脉、先天肾、后天脾都很重要。脐部针刺后，经气透达命门，命门发热，然后再公孙飞龙通督，贯通任督循环，这个作用更大。

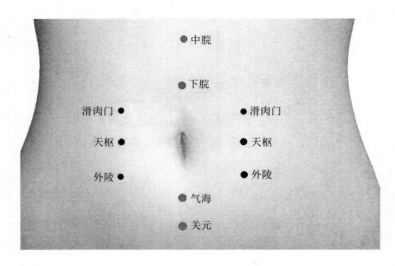

图2-18 以神阙为中心的腹针法

神阙艾灸也是有心法的，要有功夫，不只是火烤。经常艾灸，也要求治神，仍然是手如卧虎，势若擒龙，重意不重力，不管是雀啄灸、回旋灸还是往返灸，都要意念透达，使艾灸的热力透达经络，如此才有更好的效果。

如果医者懂得治神，在灸的过程中，把艾炷当作针，集中注意力使用，那么会有更大的效果。

十一、关元穴

关元，出自《灵枢·寒热病》，是小肠经的募穴，在下腹部，前正中线上，当脐中下3寸（如图2-19）。关，指关藏，关闭，机关。元，指元气。关元意为下焦元阴元阳关藏出入之所。

在《内经》里关元穴叫"下纪"，中脘穴叫"上纪"。有了上纪与下纪，就有了人体总的纲纪。关元穴，顾名思义，就是将元气关起来，封藏起来。肾主蛰藏，人体的元气就封藏在此穴里面，所以针刺关元穴能启动肾间动气，通人体先天元气，从而治疗各种虚劳病。

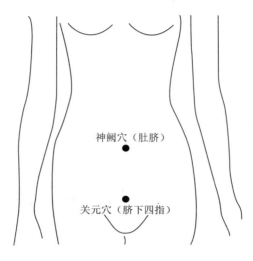

神阙穴（肚脐）

关元穴（脐下四指）

图2-19　关元穴

关元穴是小肠的募穴，为什么小肠的募穴如此重要呢？关元穴是足太阴脾经、足厥阴肝经、足少阴肾经与任脉的会穴，具有培元固本、补益下焦之功，为人体阴阳元气交关之处，为养生家聚气凝神之所，亦即《老子》所谓"玄之又玄，众妙之门也"。此处后人称为"下玄关"。古时"玄"与"元"通，故"关元"颠倒读之，即为"玄关"。古人多于此等穴位守秘，故意颠倒其词，隐"玄关"，而称"关元"。

心主神明，而心与小肠相表里，心火下济于小肠，神光下照于关元，神气相依，而使精神不灭，元气足就精神不灭，元气与神互为补充，互为转化。道家内丹术中筑基功就是以此为根本，凝神于气穴，就是凝神于关元穴。关者，窍也，关元就是窍道内通于丹田，内接于人体的丹田，与人体的先天元气相通，故关元穴是极其重要的。

恩师李少波的真气运行法第三步功法"调气凝神守丹田"就是指通过第一步"呼气注意心窝部"中脘治神之后，气机开始下行，随着第二步功法"意息相随丹田趋"，气机下行至丹田，于关元、中脘治神，到后期治神彻底之后，下行之气聚于丹田，丹田就会饱满、发热。如果在降的过程中不通的话，可以通过针刺列缺、通里来帮助气机下行。临床上治疗疾病可以是这样，以帮助降六腑之气，但是养生的时候顺其自然才是最好的。

关元也是治神的主要穴位，道家的内丹术、筑基功都要求意守这里，我们的飞龙针法最基础的也是中脘和关元治神，即继天立纪。在关元穴上针刺，用烧山火的手法，可让丹田发热。扎针的目的就是治神，针刺得气之后，因为那儿有刺激，患者就容易凝神专注，就能够治神调气，加上我们医者给予的手法的作用，就更容易使丹田发热。但凡是丹田能够发热，下焦的如生殖系统的疾病都可以解决。

治神的反应与扎针出现的反应是不一样的。扎针的感觉是酸、麻、胀、痛、热或者热传导。治神不是这样的，扎上针之后练功，疾病可能会出现不同的反应。一种反应就是可能会出现疾病症状消失的情况，比如腹痛消失了；另一种情况就是会出现反向反应，有些病灶部位可能会出现隐隐作痛的感觉。这时候要准确判断是排病的反应还是疾病加重的情况。若是排病的反应则不用担心，当排病反应消失了，疾病也会得到大大地改善。但是在这一过程中要与患者好好沟通。

针刺关元穴这一针是至关重要的。针刺后练功，丹田发热一段时间之后，热感自然会下行至会阴，到尾闾关。继续守丹田，自然会贯通任督。通过大量真气运行法指导、修炼的大量通督的案例证明，自己通督对我们的身体而言，比针刺治神出现通督反应要好得多。

我们的飞龙针法通过针刺一些穴位来贯通任督，以治疗一些疾病，但针刺这些穴位远不如针刺中脘、关元这两个穴位效果好。元气充足之后，气足冲关，出现的贯通任督的反应的养生效果更好。可惜的是，现在大多数患者静不下心来，不能够凝神专注，不能够配合我们练功，所以也就出现不了这些反应。关元治神是至关重要的。

　　下焦虚寒的患者，配合艾灸也可以培育元气，特别虚寒的可以配合使用《伤寒论》中针对三阴证的一些方剂，火神派的潜阳丹也可以应用。针药并用可以祛除下焦的寒气，从而恢复我们人体原有的元气。

　　我们说一下真气运行法的五步功法，第一步是"呼气注意心窝部"，第二步是"意息相随丹田趋"，第三步是"调息凝神守丹田"，然后就会自然出现通督的反应，通督之后依旧凝神守丹田。第四步是"通督勿忘复勿助"，其实这不是一步功法，而是通督过程中的注意事项。第五步是"元神蓄力育生机"。其实，通过以上五步功法才能完成的真气贯通任督，只通过中脘、关元这两个穴位就可以完成。这两个穴位组成的针法，就是飞龙针法中的继天立纪针法。

　　人体腹部的任脉线上从中脘到关元，可全息对应于我们人体，应用引气归元针法在人体的任脉线上取穴针刺，丹田发热是非常关键的。丹田发热之后，哪里有病，在人体腹部相对应的地方扎上针，靶向定位就能够治疗全身的疾病，前提是要能使丹田发热，扎上在腹部全息对应的靶向针，如此才能够气至病所，产生气化反应。

　　引气归元的针刺方法不同，效果也不同。腹针引气归元的针刺方法是中脘针刺得气后再向小腹的方向30°斜刺下去，下脘也是一样，气海是得气后再向小腹的方向60°斜刺下去，关元是直刺。我们针刺引气归元是有所区别的，先针刺中脘，中脘得气后不仅仅有酸、麻、胀、困的感觉，而且是中脘得气后要烧山火使其发热，如果不能够发热，可以运用郑魁山老先生的"老驴推磨"的手法，转上15~25圈，有感觉之后，再行烧山火的手法，如此下来中脘就能够发热，发热之后集中注意力多守一段时间，再退至表层朝小腹的方向30°或者45°斜刺下去。这样一针一针引下去，如法炮制，在关元上烧山火，丹田基本就会发热，这是引气归元的新的针刺方法，配合上列缺、通里，效果会更好。

　　在腹针里面，引气归元针法是相当重要的。腹针还有腹四关针法，以及针刺调理脾胃的大横穴。在腹针治疗各种疾病的配方中，引气归元针法是一个基础，我们应当好好掌握。

十二、大陵穴

大陵，出自《灵枢·本输》，是心包经的原穴，在腕掌横纹的中点处，当掌长肌腱与桡侧腕屈肌腱之间（如图2-20）。陵，就是丘陵；大，是高的意思。五脏的原穴名称大都有个"太"字，如，肝的原穴是太冲，脾的原穴是太白，肺的原穴是太渊，肾的原穴是太溪，唯独心脏的原穴不名太，名大。陵，就是丘陵，大的土堆，古代时陵也是帝王的寝宫，安宁的地方。心主神明，大陵也是心脏的原穴，使人心神安宁之处。

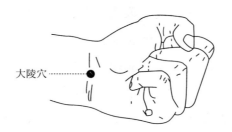

大陵穴

图2-20　大陵穴

另外呢，大陵穴又是十三鬼穴之一，是十三鬼穴的鬼心穴，是治疗精神疾病很重要的穴位。在治疗鬼病时，针刺大陵相当于扎鬼的心脏。邪气入心，不会直接侵犯心脏，而是先侵犯心包，比如热犯心包，使人神昏谵语；痰迷心窍也是痰邪侵犯心包。所以在心包经扎这一针就能够驱邪外出。同样的，中冲穴是心包经的井穴，病在脏者，取之于井，所以中冲刺络能治疗神志病。道家在治疗邪气病的时候，常在中冲穴点刺放血，即为此意。我们在针刺的时候，若是害怕病邪侵犯我们自己身体，就弹中指，这样可以驱邪外出，排病气。

凡是喜怒不节、忧伤等所引起的疾病，都可以通过针刺大陵穴治疗。又，手厥阴心包经与手少阳三焦经相表里，大陵属心包经，外关属三焦经，大陵穴与外关穴相配伍便是原络配穴，可治疗五脏的疾病。主明则下安，大陵穴与外关穴原络配穴可使心神安宁，也就使五脏气机平顺了。

大陵穴是一个非常重要的穴位，在治疗情志病的时候经常用。孙真人的鬼迷十三针比较霸道，有人说用了伤阴德。我认为古人所说的鬼病就是痰迷心窍的精神疾患，医者只要心中无鬼，自然就可以用。若胆小，可以考虑用天门地户针法，打开天门，打开地户，给病邪以出路；加公孙一针，通冲脉，把自身的元神激发；再艾灸至阳穴，助身体的阳气，以助心阳，就可以解决所谓的鬼病，也就是精神疾患。

本来开四关就可以治疗一切精神疾病，再加上公孙通冲脉，把自身的元神冲起来，上达巅顶，下达血海，阴阳调和，百邪就自退了。

十三、阳陵泉穴

阳陵泉，出自《灵枢·本输》，是足少阳胆经的合穴，亦是八会穴的筋会，在小腿外侧，当腓骨头前下方凹陷处（如图 2-21）。本穴治疗口苦效果特别好，《内经》中就有阳陵泉治疗口苦的记载，用梅花针在穴位上轻轻刺血，然后拔罐就能立即奏效。

右侧阳陵泉下 2 寸为胆囊穴，与阳陵泉配合可治疗急性胆绞痛，效果比较明显。在症状发作的时候，配合使用就能立即缓解疼痛。

正因为阳陵泉能够利胆，而足少阳胆经的循行经过胁肋部，所以胁肋部的疼痛我们常选用内关、支沟，合上阳陵泉，以疏肝解郁、利胆。

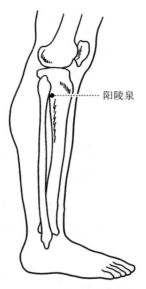

阳陵泉

图2-21　阳陵泉穴

还有，《灵枢·九针十二原》中说："疾高而内者，取之阴之陵泉；疾高而外者，取之阳之陵泉也。"现在流传的郭氏化瘤针法，就是左合谷配阳陵泉、阴陵泉，不知道是不是受这句话的启示。化瘤针法对于良性的肿瘤，有一定的治疗作用。一般情况下，是外瘤的话，选用左合谷配右阳陵泉；是内瘤的话，选用左合谷配右阴陵泉。

在使用化瘤针法时，要先用升阳针法，因为"阳化气，阴成形"。我在临床使用的时候，一般还会加上丰隆穴和血海穴。

肿瘤一般是肝郁气滞，或是阳气虚致痰凝血瘀所致，故在升阳的前提下，开四关以行气导滞，再加上化痰散瘀，最后行化瘤针法，效果比较好。

在具体应用的时候，比如说是乳腺、甲状腺、子宫部位的肿瘤，在化瘤的过程中若配合一些与之相关的穴位，治疗作用还是比较明显的。

十四、太溪穴

太溪，出自《灵枢·本输》，是肾经原穴，在足踝区，内踝尖与跟腱之间的凹陷处（如图2-22）。溪就是小溪流，在中医文化中，溪与谷是分不开的，谷为溪之会，是溪流汇聚之地，谷合起来就是江海。体现在穴位上，太溪穴前有然谷穴，后溪穴后有阳谷穴，合谷穴后有阳溪穴。

老子《道德经》中载，江海所以能为百谷王者，以其善下之。江海由小河集聚而成，谷就是小河，谷中既有水，又有雾，与天地相通。古时候，自然环境优越，山谷中都有小河；而今天，山谷都是空谷。

太溪，就是很大的溪流。太溪穴是肾脏原穴。曾经有一个姓张的老先生被称为张太溪，就是因为其善用太溪穴治疗百病，由此可以看出太溪是相当重要的。

《内经》有言，肾者主水，受五脏六腑之精而藏之。肾藏着五脏六腑的精气，肾脏的元气也是推动五脏六腑的原动力，太溪又为肾经输穴，五行属土，故为水土合德之穴。

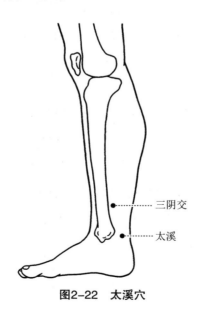

三阴交

太溪

图2-22　太溪穴

《灵枢·厥病》载，厥心痛，痛如以锥针刺其心，心痛甚者，脾心痛也，取之然谷、太溪。还有书载，肾气上逆而动，呃逆乃作，太溪配太渊。有些顽固性呃逆是肺气不降，肾不纳气，肾气上逆动膈而致，所以取穴太溪配太渊治疗。

《灵枢·厥论》载，真心痛，手足清至节，心痛甚，旦发夕死，夕发旦死。心痛不可刺者，中有盛聚，不可取于俞。这是真正的厥心痛。手足厥冷，心痛，心阳衰，取穴用太溪配支沟。太溪配肾俞，则可治肾病。

从经络循行上看，肾经在腹部于任脉旁开0.5寸，与任脉并行而上，所以在穴位上进行手法操作时，经络敏感之人会有经气循经传导的感觉。在太溪穴上艾灸，能提高男女生殖功能，并治疗不孕症、不育症、阳痿等。

太溪穴是人体上的一个补肾大穴。在人体四肢末端，还有好几个补益大穴，如足三里补后天，公孙调冲脉。

有些老师说针无补法，我觉得是未得其术。针刺之道，贵在治神，配合养气，自然就是补法。针刺可补可泻，再配合艾灸，补泻更是自如。

十五、至阳穴

督脉分布线上的穴位，最重要的就是命门、至阳、大椎、百会穴。至阳穴，出自《针灸甲乙经》，位于第7胸椎棘突下（如图2-23）。至，即到达，或最高的、至高无上的；阳，即是阳气。至阳，就是最大的阳气。《内经》中曾谈到至阳穴能够治疗心痛，包括胃痛。实践证明，心绞痛或者胃痛，点按至阳穴就能够立马缓解，此穴比足三里起效还要快。

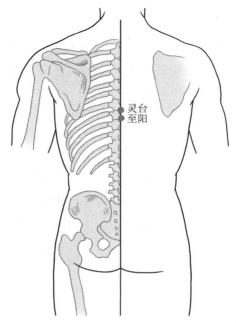

图2-23　至阳穴、灵台穴

　　另外，至阳穴还可以治疗带状疱疹，对于缓解带状疱疹的疼痛效果也较好。带状疱疹通常是在我们免疫功能低下时发生的，而免疫功能低下往往与阳气不足有关，所以通过至阳穴补阳能够治疗带状疱疹。

　　《灵枢》中谈道："心痛，当九节刺之；不已，刺按之立已；不已，上下求之，得之立已。"意思就是说，心痛或者胃痛的患者，点按至阳穴就能减轻；若再针刺之，疼痛立止；如果疼痛不止，于至阳穴上下寻到压痛点，也就是"以痛为腧"，现在也叫穴位的敏化点，找到后先点按、后针刺就能够缓解疼痛，甚至使疼痛停止。

　　因为至阳穴处阳气充足，所以道家多用来治疗民间所说的阴性病。在至阳穴上点按后贴剪纸，然后运功发气，就能够治疗阴性病，因为阳气充足了。阳气者，若天与日，自然就会驱除阴邪外出，正是"正气存内，邪不可干"。至阳穴，位于第 7 胸椎棘突下，相邻的第 6 胸椎棘突下是灵台穴（如图 2-23），正对的就是我们人体的心脏，刺激这个地方，就能够振奋心阳，心阳足了，我们自身的神明也就足了，自然能够抵抗阴邪。

临床上治疗寒邪特别重的患者，我们就在督脉上命门、至阳、大椎穴上悬灸，通过这三个穴位的拉动来通督，即不停地往返灸、回旋灸，使阳气不断充足。通督之后，百病易除。

我们再说说大椎穴，大椎是"诸阳之会"，阳气很足，也叫泻热穴。至阳穴也一样，既是补阳穴，又是泻热穴。一般在命门、至阳、大椎穴上补阳，在大椎穴上泻热，能够治疗痤疮。年轻人的痤疮一般就是卫阳不足，寒湿、湿热在表所致，若是皮肤上卫阳充足，那么抵抗力就强，所谓的那些螨虫就不会存在，油脂、湿气就会减少，也就没有它们存在的地方。

十六、百会穴

百会穴，出自《针灸甲乙经》，别名"三阳五会"，属督脉，教科书中论述取穴方法是两耳尖直上，头顶正中（如图 2-24）；有专业老师认为，应是前发际线直上 5 寸，头顶正中。临床实践来看，后一种取穴方法更切合实际。

百会穴在人体最高之处，犹天之极星，为手足三阳与督脉之会，道家称为泥丸宫，为元神所居之处，与中医"脑为神明之府"一致。心主神明，所以中医心脑同治，这是以天比喻。以地比喻，本穴如中国龙脉之源昆仑山，所有山脉河流多由此披沥而下，故别名"昆仑"，与足跟后足太阳经昆仑穴相通。霹雳从天而降，太冲自下冲天，故百会多与太冲、昆仑二穴相伍，升降有济。马丹阳天星十二穴即以太冲配昆仑治疗头部疾病。

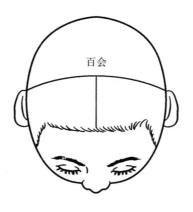

图2-24　百会穴

又本穴处人最上，四周各穴罗布有序，大有百脉朝宗之势，犹天之群星拱斗，亦如世界之屋脊，在人身则总摄阳经之会，故名百会。但其至高，时有乾元之亢龙之弊，故若泻亢盛之热邪，则刺血，并配太冲、昆仑、列缺以降浮阳，故此穴，可升阳举陷，亦可泻热除亢。另外，脑为神明之府，百会配四神聪，可醒脑开窍。头部九宫（如图2-25）即以百会为中宫，右风池为乾，风府为坎，左风池为艮，左承灵为震，左头维为巽，神庭为离，右头维为坤，右承灵为兑。其应用亦如脐针按易理推演。

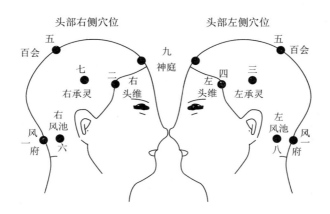

图2-25　头部侧面九宫示意图

百会穴主治：头痛、中风、失语、目眩、鼻塞、耳鸣、肛脱、阴挺、久泻久痢。若欲醒脑开窍，配四神聪、风池、丰隆、内关、三阴交；若头痛目眩，配风池、阳陵泉、太冲、昆仑；若鼻塞，配合谷、列缺、印堂、迎香；若久泻脱肛、阴挺，配三里、气海、合谷。

另有一以百会为中心的头排针，即蔡氏头排针，对中风后遗症、顽固性失眠、脑瘫、老年帕金森症均有很好效果，与传统针法结合，更有意义。

十七、风池穴

风池，出自《灵枢·热病》，属足少阳胆经，为足少阳、阳维之会，在项部，当枕骨之下，与风府相平，胸锁乳突肌与斜方肌上端之间的凹陷处（如图2-26）。脑后为风邪入脑之冲路。俗话说："神仙最怕脑后风。"池者，水之汇储也，本穴为风之所汇，故名"风池"。

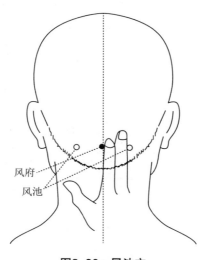

图2-26　风池穴

风池治症颇多，总不离外风、内风，如表证寒热，汗不出，偏正头风，目眦赤肿，目昏耳塞，核疟及内外风火头项诸痛，更治鼻、耳、目等五官之疾。风池在头皮针系统中，与肺心点接近，所以肺系、心系疾病若在风池周围揣到痛点，可以针刺治疗。风池穴在平衡针法中称为醒脑穴，用来治疗脑部疾病。

此穴，妙在针刺手法，不同手法有不同作用。关于风池穴的针刺角度和进针深度，各家各有心法。多数古籍记载风池穴宜直刺3~7分，《针灸大成》认为可扎1.2寸。其实应根据患者颈肌肉厚薄，灵活应用。临床上一般1寸是安全的。

风池的各种刺法如下。

（1）针尖向鼻尖方向斜刺0.5~1寸，针感为局部酸胀，或向头顶颞部、前额部及眼眶扩散。可治：各种头痛、眩晕、感冒、不明原因发热、过敏性鼻炎、面神经麻痹、中风后遗症、癫痫等。

（2）针尖斜向上，朝对侧眼窝方向刺，主治头面部疾病。这种刺法，部分医家提出可深刺2寸以上，本人体会可针刺1.5寸左右，也可出针感，并传至前额、眼部。针刺心法是，用意不用力。一切危险部位，本人主张不深刺，用意透，不用针透，一样"气至有效"。这是医者治神的功力，只有内功修炼者，才可领悟其中奥妙。

（3）针尖向同侧鼻旁平直刺入，治疗中风后遗症，针刺深度1.5寸左右即可，意达针尖，神达同侧上下肢。

（4）针刺向咽喉方向，有醒脑开窍、通利咽喉之功。

（5）针尖微向外颞侧，主治偏头痛、失眠。

（6）针尖向同侧口角方向，治疗躯干、颈项、四肢及咽喉、气管等部位之疾。

（7）针向对侧风池，主治颈椎病等症。

注意：以上针刺方向及1.5寸深度，是安全的。

针尖向对侧耳屏或耳屏前缘方向，最易入颅，风险大。笔者的针灸老师，郑魁山老先生有过眼热等绝技，其实也就是烧山火手法与针刺方向结合，产生的特殊针感。但其心法仍是针刺治神，即重在意透加适当手法。郑老也是内功修炼者。这几年，郑老弟子渐渐披露郑老家传内功修炼，本人悟得《内经》针刺治神之前，早就深知郑老修习内功，只是不与外人道，有郑老家中所挂诗词为证，如下。

精神内气夜半修，太极动功晨中求。

清风明月随心赏，壮丽山河任意游。

内功修习有素的人，应当明白其中的三昧。

十八、人中穴

人中，为督脉与手足阳明之会，位于人中沟正中线上 1/3 与 2/3 交界处（如图 2-27）。

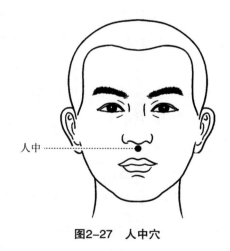

图2-27　人中穴

鼻通天气，口通地气。本穴在口鼻之间，故名"人中"。人中，又称鬼宫。本穴原名"水沟"。

一谈到急救，中国老百姓就会想到掐人中，人中确是一个醒脑开窍、用于急救的重要穴位，相当于西医的强心针。《内经》上讲，面王以下者，膀胱子处也。西医急救时，多注射肾上腺素，我们中医在"人中"

的这一针，能够调动督脉中先天的阳气，所以人中急救非常重要，并为人们所知。

　　但是用于急救的穴位不仅仅是人中，其他穴位也是可以急救的。对那些阳气虚甚至亡阳的患者，如出现四肢厥冷，出冷汗，用回阳九针加艾灸，或服参附汤就可以治疗。对那些实证的患者，如出现昏迷不醒，则在十二井穴（如图2-28）放血加耳尖放血。关于十二井穴，一般多用手十二井穴，也可配足十二井穴。

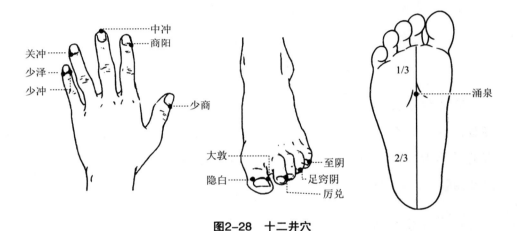

图2-28　十二井穴

　　对于中风，不论是脑出血还是脑梗死，在疾病发生的时候，在十二井穴放血，都可以起到很好的急救作用，对后期的康复，也能起到积极作用。

　　十二井穴放血可以改善大脑血液循环。天津中医药大学针灸推拿学院院长郭义教授做了十二井穴刺络放血相关的国家课题，并得到了奖项。

　　笔者在临床上，对于那些高热惊厥的小儿，常在十二井穴放血，配合针刺人中，效果很好，孩子很快就会苏醒。以刺激人中为代表的急救方法，包括十二井穴放血和耳尖放血，是中医急救的重要手段，也是每个中医人必须掌握的知识技能。

回阳九针是一个补阳气的急救针法。回阳九针的组成及针刺顺序：先刺足三里、环跳、中脘、合谷、哑门，然后针刺涌泉、太溪、三阴交、劳宫。此针法中，哑门能改善脑部气血循环；劳宫穴为心包经火穴，故能补阳；合谷为大肠经原穴，为补阳补气大穴；足少阳经与手少阴经别通，所以足少阳经的环跳穴有强心作用；足三里配中脘补中气；涌泉、太溪、三阴交补肝肾。以上各穴整体合成回阳救逆的针法。

人中是急救的重要穴位，实证、虚证都可选用；十二井穴放血，偏于实证的急救；回阳九针再加艾灸关元是针对阳脱的急救手段。

第二节　临床应用

笔者在日常临床诊疗中，运用十八罗汉穴飞龙针法成功治疗过很多疑难杂症。下面的几则案例，有的是笔者临床诊治时跟诊弟子的记录，有的是笔者自己的记录，现整理出来，旨在让读者从中感悟治神疗法，以及诊断、配穴的思路。

一、重度抑郁症与发作性躁狂症

2016 年夏，我的一个学生带亲戚来我处求医，患者为叔侄二人，叔叔患重度抑郁症，性格孤僻，不欲见人，见人也不说话、不抬头，偶尔抬头看人，面无表情，双目呆滞无神。侄子腰痛，在某医院诊断为腰椎间盘突出症，又有发作性躁狂症，平时烦躁失眠，病发时不爱与人交流，说话则语言冲撞，喋喋不休，动作粗狂。

对这位"侄子"，我趁其狂症未发作尚可与人交流时，嘱其上床俯卧予以针刺腰骶部诸太阳经穴、双侧委中与三阴交、患侧环跳，并于腰骶部行 TDP 照射。30 分钟后起针，症状缓解。因狂躁未作，"侄子"便高兴离开。对这位"叔叔"的抑郁症，我无能为力，就向我的学生推荐了我的师父莲中子。当时师父尚在天水行医。

他们一家按我的指引先带着"叔叔"找到了师父。一见面后师父豪爽地伸出手与患者大方握手，并声音高亢洪亮地说："来！兄弟！请坐！没什么大不了的！"并拿自己做对比——师父五年前于疲劳状态下强力运动致脑出血，偏瘫未痊——"我这个样子，我都没把自己当病人，你这算什么病呢！"说着奉上茶水，稍事休息后即行针灸治疗。先扎"五气朝元"，然后让我的学生在阳池穴飞龙通督。我这个学生也是第一次见我师父，也云里雾里的，师父怎么说他就闷头怎么做。患者先是腰部有热感，后热感渐渐沿督脉上行，但至背部第八至七椎时再也没上行，而且患者也没了感觉，只能暂时作罢。师父嘱其意守小腹丹田，留针1小时左右起针。患者当时似乎神气回转，目光灵敏了许多，师父便处以中药方：土炒白术 30g，炮姜 30g，茯苓 18g，当归 15g，麸炒白芍 30g，柴胡 15g，薄荷 10g，熟附子 15g，枳实 12g，甘草 10g。当天服尽一剂。

次日清晨，患者神采飞扬，语言不休，谈笑风生，欢呼若狂。在麦积山尽兴游玩，完全像个好人似的，根本不像有病之人，似乎不曾患病，若用"判若两人"来形容，恐怕再也恰当不过了。但这倒让师父有些担心——是不是把抑郁症治成躁狂症了？家人说他以前没病的时候就这样子，这才是真正的他。

此案之妙，步步玄机。其一，初见面即治神，扫除心头阴霾。始见面时，师父即与之以兄弟相称，师父也是性情中人，待人真诚豪爽，又平素习武，底气充足，声音洪亮。一声兄弟一杯茶，则患者心头的阴云已散去大半。其二，五气朝元与阳池飞龙针法，调动元阳，驱散阴霾。五气朝元针法，先以左陷谷透涌泉，补火暖土，培土制水，再以同侧足三里升提阳气；右侧取地机先温补脾土，再用泻法升提阴中之阳；以通阳维脉之外关穴统系诸阳，以通于冲脉之公孙穴引气归元，镇守丹田，培元丹田真元之气；最后以三焦之原穴阳池飞龙通督。虽没有完全打通任督，但已使元阳升腾，气化运行。其三，中药方为温阳逍遥散，是在原疏肝解郁代表方逍遥散的基础上，加温补脾肾阳气之药而成。师父认为人之所以抑郁，主要是阳气不旺，阴气太盛。故先通过语言、行为扫除神中阴气，使阳神回转，再用针法调动元阳，最后用方药温肾健脾，疏肝解郁，则沉疴顽疾，起于顷刻。诚所谓"效之信若风之吹云，明乎若见苍天！"

"叔叔"的病已愈，"侄子"尚在兰州家里，于是他们又求师父同到兰州为"侄子"诊治。为"叔叔"治病的过程是我的那个学生绘声绘色地给我讲的传奇般的故事，给"侄子"治疗，我亲侍师父左右，一言一行，一举一动，历历在目，可谓感人至深。

进入患者家门后刚一落座，师父就拉住患者的手温婉地说："来！孩子，我看看。是不是高考没有考好，家里人对你埋怨，心理压力太大了？不要紧！不是经常说'榜上无名，脚下有路'吗？爸爸、妈妈也是为了你好，对你寄予期望嘛！"说着便把患者搂在怀里，"条条大路通罗马！你现在这一大摊子干得也很不错嘛！上了大学又能怎么样！把眼前的市场运作好了你的前途不可限量。高考考不上又怎么了？不要紧！没什么！我看你是个很优秀的孩子，都是大人们思路狭隘，思想单纯，给你施加的压力太大了，把你压成这个样子了。"此时的患者已是泪流满面，泣不成声，而一大家子人老老少少无不潸然。就这样又在家里聊了一会儿，师父就给他扎针治疗腰痛。当时也扎的是五气朝元、阳池飞龙。次日患者告知，昨夜安睡，腰痛几失，行步近常，弯腰自如，其高兴的神态真是难以言表。

此叔侄二案例，一为抑郁，一为躁狂，然二人的治法颇为相似甚至可以说是完全相同，先为之治神，后为之调气，调气所用的针法都一模一样，为什么能手到病除？师父引《内经》说："阴阳者，天地之道也……神明之府也。精神有病，也离不开阴阳。治病不就是个调阴阳吗！"是啊！不就是调阴阳吗？可说起来轻松，调起来医者都能如此轻松吗？都能于喝茶聊天之间把阴阳调和了吗？若非高人断不能至此矣！由此而言，师父真高人也。

　　以上是弟子雒成林教授所记，绝大部分是真实的，但其中心法我补充说明一下。治病要发慈悲心，见患者痛苦，从心底生出同情心、怜悯心。年龄相当者，如兄弟姐妹，心中下决心要为他解除痛苦，一心一意想办法。发了慈悲心，医者与患者认真交流沟通，激发患者战胜疾病的信心，让患者从心灵上与医者共鸣，二人同心，其利断金，医患配合，邪气乃伏之。另外，释迦牟尼佛言，任何语言皆可为咒语，带着慈悲心与患者交流，则医者的眼神、肢体动作、表情、语言语气自然会流露出正能量，对患者有良好的暗示与影响。这就是《内经》中治神的真谛，也是我临证的心法。

　　以上医案中叔侄二人，"其叔"病因是投资失败，负债百万，心理压力大，好在他的兄长乃商界精英且有爱心，诚心表示愿助其渡过难关，就这样一点点如剥洋葱，层层解除患者心理负担。这个过程的场景，雒成林所述就是个大概，我也无法完全重现当时场景，但确实至关重要。《内经》言："闭户塞牖，系之病者，数问其情，得神者昌，失神者亡。"

　　另外，所用方剂是温阳逍遥散，即逍遥散加温阳化痰开窍之类。五气朝元斡旋中土，中土立，气机顺，飞龙通督助阳，阳升则肝舒，如春暖花开，草木青翠，生机勃勃。第二日早晨，又扎五气朝元，飞龙通督成功，又为患者诵读一遍《楞严咒》，中午患者去了麦积山风景区散心。路途中，突然回头之间就恢复了常态。

　　第二位所述"其侄"，是这位患者兄长之子。这位兄长陪同弟弟来治病，看到弟弟之病神话般恢复，就说他儿子的躁狂症是一家最大的心病。我顺便了解疾病发生的原因，又指出他与儿子相处交流中的一些不当之处，为后来去兰州为他儿子治病做了铺垫。其实，两位患者的康复，并非完全是我们针法的神奇，冥冥中自有因果，转化命运之因是患者其兄有爱心，常为乡梓赞助做公益。好人有好报，这点我坚信，也是我顺利治疗成功的原因。

二、自闭症与焦虑症

再介绍一例成功治愈的自闭症案例，以及一例治疗失败的焦虑症案例。

一女孩二十八岁，因自闭症在家。与其母交流中了解到，该女孩博士毕业，懂三国语言，整天待在家里不与人交流。按理来说这样的孩子应该自律性很强，怎么会得这种病呢？在与其母交流中，感觉到其母言谈很强势，细问得知其是某一地方的县长，又得知该女孩的奶奶曾是兰州某中级人民法院的院长。由此我便明白了病因，此为两个强势的女性，对孩子施加高压造成的。我指出了病因，其母认同，我答应为孩子试着治疗，并要求其母与奶奶相配合。

与孩子见面后，我试着与她交流。她不正眼看人，也不说话，只是静静低着头，此时大约是早上十点，旁边还有其他的患者。我耐心地与该女孩交流，但她母亲与奶奶还在指责她，我借势批评她们。该女孩说累，想睡觉，我说你就在沙发上好好睡一觉，休息休息，我先去给其他患者治疗。一个小时左右处理完事情后，该女孩也睡醒了，到了午饭时间，我们一起吃素食，我坐在她旁边，削了一个土豆，撒了点盐给她，她接过来吃了。我慢慢给她一些鼓励的话，没有把她当作患者来看。饭后我对她说："我给你治治（病）好吗？"她说怕针。我说："那我就不扎针，不让你疼。"她同意了。我与她面对面坐在椅子上，让她闭目放松。我用一指禅，隔空点阳池穴，她突然睁开眼睛看了看手，笑了。我问怎么了，她说手麻麻的。我说："你继续闭目体会身上的感觉。"就这样，顺利完成了通督。该女孩自言闭目时眼前有五色光，治疗结束后她精神面貌已是焕然一新，就和她母亲回家了。下午她母亲回来说，孩子一路在车上与她说了很多话，与健康时无异。

另有一女性老年患者，70 岁，医院诊断为焦虑症，经人介绍来我处就诊。患者表情淡漠，身如火烤，发热，失眠，左手关脉独大，有力且滑。我与其语言交流，安慰她，给予良好暗示，从而增强其康复的自信心。然后取五气朝元，加开四关，太冲透天凉一分钟，患者身渐不热，唯胸中还热。切其左关、右寸又大，故泻经渠、支沟、三阴交，引火归元，患者小腹饱满。术毕，她轻松而去。二诊来时患者面露笑容，述睡眠改善，热轻，继续按上方治疗，进一步心理疏导。连续治疗十天后，患者情绪稳定，症状消失。

为了巩固疗效，我让其继续治疗十天，患者曲解医者仁心，以为图利，推辞不来，我只好作罢。过了一个月，本人离开天水，患者打电话说病情复发，求我医治，我已经在天津医院里受邀出诊，无法回天水治疗。

有时候感慨患者之病，似乎也与命运有关，分明疗效很好，却中途出现各种情况，要么家中有事儿，要么工作忙等等，再次发作时，却难以治疗，这种情况临床上也很常见。我虽非佛，却也体会到《金刚经》所言："实无众生如来度者"。

三、臌胀

2017 年 12 月 14 日，有朋友自北京来天津治病。他刚从北京地坛医院出院，在医院被诊断患有乙型肝炎，肝硬化（失代偿期），门脉高压症，脾肿大、脾亢进，慢性萎缩性胃炎伴胃黏膜糜烂，还有少量的腹水。朋友乃商界的精英，事业有成，今年 52 岁，知天命之年，得此大病，命悬一线。祸兮？福兮？病非人身本有之物，病之来岂非报信之使者？朋友出生在农村百姓之家，聪颖勤奋好学，23 岁大学毕业，勤奋努力，沉浮商海，应酬饭局，后染乙肝病毒，病毒损肝，又饮酒无度，加快了肝损害的进程。西医诊断看似繁多，其实关键还是在肝。与朋友交流沟通，一是让他知道病情的严重性，二是要让他明白现在仍有一线生机，增强战胜疾病的信心。所以提出要求：必须严格控制饮食，戒酒，适当放下一些无关的杂物，身心放松，积极配合，治疗与休养结合。只有这样才有望控制疾病的发展，甚至转愈。

刻下腹微胀，纳可，寐安，二便正常，腹无瘀络。诊其脉，左寸弱，关浮缓，沉取虚弱无根，中取略有紧象，左尺脉滑；右寸紧，关浮缓，右尺沉弱。舌淡红，苔微黄。中医诊断为肝郁，木克脾土。拟针药结合，采取疏肝理脾、化瘀逐水、软坚散结之法，方用逍遥丸加味。

依次针刺右合谷、左太冲、左陷谷、左足三里、右三阴交、右地机、右外关、右公孙、右蠡沟，并悬灸水分、神阙、气海及右侧章门、期门 1 小时。

此方，针太冲、合谷，行气化滞；五气朝元斡旋中土，健脾补土除湿；灸水分、神阙、气海以温土生木，助阳化气散结。左合谷，右阴陵泉，右外关透内关，乃化瘤针法，软坚除瘕。

艾灸结束以后，在公孙处行补法，患者丹田小腹部发热；飞龙通督，其全身发热；先在合谷行化瘤针法，针尖向巽位，透天凉泻湿热，患者肝区发凉，自述排凉风，约 5 分钟；针尖向坤位，行烧山火，其脾区发热，约 5 分钟；在外关、阳陵泉行一气化瘤针法，其肝区继续排风，行针 10 分钟结束。

一个穴位，除了有天地人三部，还有八方配八卦属五脏。针尖方向不同，补泻不同，可以有很多变化。所以我们说"针下有乾坤，八卦合太极"。治疗结束时，朋友自述神清气爽。然治内伤如相，无功可见，无德可言，欲登寿疆，必图常谋，长期坚持治疗，起居有常，饮食有节，不妄作劳，少私寡欲，育生生之气，方为上上之法。

追踪调查，后期效果很好。患者腹水消失，复查肝功能正常，其他指标稳定。

注：这个案例根据张静莎博士跟师笔记整理而来。

第三章

飞龙八部针法

　　飞龙针法，是针刺通任督的针法，本质是调节精气神，以针御神，以神调气，通过真气在任督循环，实现精气神的转化。然而，每个人的体质不同，患者的病机、病情更是千差万别，要把飞龙针法应用于临床实践，来提升针刺疗效，并不是那么简单。为了更好地将飞龙针法应用于临床实践，笔者设立了八套针刺组方，以便在不同情况下应用飞龙通周天，从而达到"气至有效"的目的，并提高临床效果。

　　八部针法包括继天立纪、临池飞龙、五气朝元、九元气血、天门地户、太阳针法、阳明针法、龙胆泻火。继天立纪，对于体弱欲养生者非常适宜，是针刺与真气运行法、五步功法的结合，可以加快功法的练习；对于欲强身健体者、慢性病患者也有很好的疗效。临池飞龙，就阳池一穴，行烧山火手法以通督，可与传统针法配合，提高疗效。五气朝元，斡旋中土，后天补先天，可以治疗五脏疾病。九元气血，主要在于调气血，多用于妇科月经不调或慢性病气血虚弱者。天门地户，主要适用于各种情志不调，气郁气滞者。太阳针法，升卫阳之气，适用于颈肩腰背痛之痹证。阳明针法，是降卫气，使卫阳合于阴的针法，主要用于阳明之气不降，卫气不入阴的各种病证。龙胆泻火是唯一泻火、清热、除湿的针法，凡是湿热病机者皆可应用。下面一一详细叙述之。

第一节 继天立纪

道家丹法，在坤腹安炉立鼎，炼精化气，百日筑基。如白玉蟾言：昔日遇师传口诀，只教凝神入炁（音"气"，同"气"）穴。炁穴，很关键，有人言气海，有人说关元，也有主张石门者。其实，单就凝神返照而言，以上诸穴，皆可启动肾间动气，使呈现出丹田饱满或丹田发热的气化现象，然世间有几人能静心守一，在这恍惚窈杳的静坐中，求得至真至精的真元道气？故千年来修道者多，得道者少。多数人坐上几天，也就返回声色酒食中享乐去了。恩师李少波先生，借以丹道退阴符、黄婆为媒之旨，创五步功法，特别是第一步，呼气注意心窝部，可使多数人在一周内即体会出心窝、胃脘部的气化现象，为千年丹道开方便之门。无数真法练习者，都因此而受益，恩师真可谓慈心普救了。

本组针方针法，是飞龙八部中第一部针法，可调整人体阴阳而治诸病，这不是假话、虚话。本套针法调神调气，本就涵盖了真气运行五步功法，把治病与养生、内丹修炼融为一体。读者看到这里，先不要有抵触思想，耐心读下去，再去实践练习，然后下结论。

一、针方组成及解析

本组针法，取穴中脘、关元。就这两穴，大家别小看了。中脘在《内经》中称上纪，乃胃之募穴，又为腑之会，也是无极针法治神三大主穴之一。治神此穴，不仅仅调治肠胃六腑，更能调理整个中焦，沟通上下焦气机，也就是丹道中的黄婆为媒之意，为心肾相交、水火既济起到了媒介作用。六腑通畅，五脏安和，中脘就是真法第一步呼气注意心窝部的地方。

关元穴，听名称就知道其重要性，为元气关闭、封藏之处，医书上用治元气虚弱、阳痿、腰痛、小便不畅、心悸等。《内经》中关元穴为下纪，是小肠募穴，也是无极针法三大治神主穴之一，治神此穴，不仅调理肾膀胱下焦之疾，更能培补元气，贯通冲任督，也是千年内丹术，炼己筑基，炼精化气，采小药修炼的主要部位，这里就是老百姓所说的命根子所在。真气运行法核心功法第三步，即"凝神调息守丹田"，就是指在这里培育先天元气，也就是培育《难经》中所言"肾下肾间动气""十二经之根本""人之生命也"。关元在腹全息对应于第4腰椎或第5腰椎。

仅此二穴，以培育先后天为纲纪，有无穷生化之用，故名为继天立纪。此方为飞龙八部针法首要针法。

二、针刺手法与气化反应

首先选穴要准。中脘穴在脐上4寸，选穴时一是与患者同身比量，二是选剑突下缘与脐连线中点。有部分患者体胖腹大，按同身手指比量往往不太准确，按第二种方法选穴更好、更准确。另外值得重视的是，要在腹部任脉线上取穴，若不扎在任脉线上，很难得气，效果不好。中脘在腹全息对应于人面部口的位置。针刺的深度，要参考患者腹部脂肪的厚薄，不一定按书上的尺寸机械照搬，通常我们刺入2~3寸。得气后行手法，一般多行补法，如烧山火、老驴推磨，多数患者可有胃脘深部微微发热的感觉，此时嘱患者把注意力集中在热感上，体会神光下照中土，如阳光温照大地，温养中土。留针30分钟以上即可。另有一要点，起针后让患者回家，嘱其在家中抽时间练真气运行法第一步"呼气注意心窝部"，热感、微胀感出现后把注意力放在气感上，专心宁静，注意力越是集中，调理作用越好。

有相当多的人，中焦脾胃寒，行手法也不易出现气化反应，其中一部分人可于得气后先老驴推磨一分钟，再烧山火；另一部分就需要针灸结合了，甚至针灸方药结合，如理中汤、附子理中汤，各法结合才能祛除其脾之湿寒。也有一部分多年慢性胃病患者，随着针刺治神的深入，留针治神过程中，随着入静的加深，可能有胃脘部隐隐作痛、似痛似饥的感觉，且意念越集中，感觉越明显，继续治神，则这种气化反应消失，原有的慢性病有可能会得到根本治疗。治神调气出现的气化反应不一，这要靠医者自己的练功体验，及大量治神经验来判断。实践出真知。

虽然继天立纪针法就两针，但因病情不同治神有侧重。一般情况下，我们主张先在上纪穴治神，先调理后天脾胃之气，若是中焦无病，当中脘发热、气化明显时，便可在先天下纪穴行手法。先在中脘穴提针皮下，然后朝30°方向向下腹缓缓斜刺3寸左右，然后在关元穴行烧山火手法，丹田发热或饱满时，留针治神。让患者注意力集中于下腹部的热感上，均匀呼吸，放松入静，即"调息凝神守丹田"，也即"凝神于炁穴"，培育先天元气。若上焦、中焦有疾者，多在中脘治神，直到中脘气化反应，热感自然有向下移动趋势，便可在关元行手法，治神关元。

关元治神反应，也因疾病、体质之不同而有所不同。常见的一是正向反应，如原有症状消失或减轻；二是反向反应，原有症状在治疗时有加重；三是变向反应，出现新症状。医者要做出正确的判断。

关元治神，丹田发热，有深远意义。元气充沛，自然贯通任督，另外如果把腹针、脐针有机融通应用，治病更是奇妙，可应用元气治全身大多数病。疗病期间，因元气充沛，性功能大多能加强，故医者需要提醒患者节制房事，保养元气，修复身体。当身体病痛解除后，若能继续"调息凝神守丹田"，则不用针刺便可以养生健体，延年益寿。若参照道家丹道功继续修炼，可进一步提高功力，开发智慧。因此，继天立纪针法适用于体虚患者，也适用于医者修炼，体验针刺治神的妙用，以更好地应用于临床，提高针刺疗效。大道在此，珍重！珍重！

继天立纪不主张快速通周天，道法自然，自然通周天，健身疗疾效果更好。但是绝大多数患者经治一到两次，最慢四五天，便可自然通周天；若经络敏感者，一小时或半小时，便可完成通督。这不是假话，这是把针刺治神引入了内功修炼而产生的自然效果。试试便知，没有什么神奇，大道从来至简至易。"上士闻道，勤而行之；中士闻道，若存若亡；下士闻道，大笑之，不笑不足以闻道"。

这是飞龙针法中最慢通督的针法，以取上纪、下纪穴为纲纪，培养先后天元气为主要目的，炼己筑基，强调道法自然，自然通督。若是元气足的，只需要应用飞龙针法治病疗疾的，用后面的针法便可。

三、案例精讲

患者关某，女，67岁，左腰腿痛7个月，7个月前无明显诱因出现腰痛，沿左臀外侧痛至脚，走路时加重，站立下蹲无影响。间断治疗无效。切脉，左手寸脉大于右手寸脉，病在阳；左寸微小于左关，人迎一盛，病少阳；不燥，病足少阳，腿痛部位在足少阳经循行部位，与脉象吻合。泻左足少阳木穴临泣、火穴阳辅，补右足厥阴水穴曲泉。为了启动真气、疏通经络，拟用飞龙针法。但考虑到患者年龄偏大，元气已不足，用继天立纪飞龙针法，培补先后天元气，先取上纪中脘，用烧山火、老驴推磨手法，加点穴，待其中脘发热嘱其守神，因患者为老年基督徒，故顺着患者思想说，上帝给了你能量，要虔诚地守住。这样注意力很专注地治神在中脘发热，留针大约10分钟，后天中气得到蓄养；在关元下针烧山火，小腹很快有反应，仍用上面心理诱导法，让患者治神在下纪关元穴，培育先天元气，留针20分钟，丹田发热，腰发热；在关元飞龙通督，患者闭眼内视到眼前有红光、紫光，然后再点列缺，引真气下入丹田，在左下腹乾位扎一针，左腿发热，继续留针治神10分钟，取针。患者自述腿部酸痛基本消除，很轻松。

要点：治神，一要自然，二要根据患者文化、年龄、信仰，因势引导，让患者入静放松，注意力专注于治神主穴，以调动自身的元气，即生命的自愈力和修复力，力争得到最大的疗效。所以《内经》中反复强调"针刺之道，贵在治神"。

第二节　临池飞龙

一、针方组成及解析

本针法取阳池穴。阳池穴是三焦经原穴，为阳气蓄积之池。三焦与命门真火相通，传统功效为治疗头痛、目赤肿痛、耳聋、喉痹等头面五官疾患，及腕部疼痛、消渴、口干、手脚冰凉等。阳池既可补阳，也可泻热，用泻法可泻火，用补法可补阳，补命门真火。凡是右手尺脉弱者，皆可采用阳池治疗。所以阳池穴是补阳之要穴，也是飞龙通督之核心穴（如曲池、支沟、外关、公孙等）之一。

二、针刺手法与气化反应

选准穴很重要。在腕横纹与无名指延长线交点，有凹陷按之酸胀处即是阳池穴。进针后，探最敏感酸痛点，守住针感稍用力，重用意下压，但要以患者耐受为度，同时引导患者将注意力放在腰部，感受腰部的感觉。行手法后几分钟内，多数人即会出现腰部发热，也有一部分患者先是腰部发凉，患者多表述为冒凉气，过几分钟后，逐步过渡为腰部发热。发凉是因下焦有寒，是排寒反应。这时针尖稍向头部方向下压，热感沿脊柱上行，至大椎时，让患者活动颈部，做点头动作，活动大椎，热感会沿颈上行至头，到前额，这时让患者闭目内视，印堂会出现五色之光，这是五脏元气相应的颜色，五脏配五色，就是古代修行人内证得到的。这时，点列缺，或针列缺，或用指轻点中脘，以神引气，真气就下行中脘，胃脘部会发热，让患者意守中脘 10 分钟左右，以养中气；再点按关元，真气下行下丹田，小腹部内部温暖，让患者意守下丹田 10 分钟，完成一次任督周天循环。若是身体强健、元气足的年轻人需要通督助阳，也可以只在阳池穴用针尖点压，如此即可完成以上所述任督循环的气化反应。

年轻人和阳气较充足者，飞龙通督可加强其他针法的疗效。启动命门真火，补肾强腰，可加强地部六针的气化反应。配合其他飞龙针法，反过来又可加强飞龙通督的作用。

三、案例精讲

临池飞龙针法，选阳池一个穴位，可与任何针法结合，灵活度高，疗效确切。

案例 1：患者彭某，女，51 岁，2016 年 10 月 7 日初诊。主诉顽固性失眠多年，精神、气色尚可，更年期阴阳不调。先在阳池用针尖轻点按，将注意力集中于针尖，告诉患者集中注意力于后腰部。患者自感腰部温热，热感沿后背上升至颈部，再到头部，自觉眉心发紧，眼前有紫光，后变白，自诉整个后背温暖舒服；再用针点按中脘，中脘发热，意守中脘 5 分钟；再点关元，小腹丹田发热，让患者意守丹田同时用针柄点耳神门、列缺、神门，患者已安然入睡，半小时后自醒，说不知怎么睡着的，身体很舒服。10 月 8 日短信回诊，睡眠改善，嘱其早晚意守丹田，以凝神静心，交通心肾。

要点：本案患者气色尚佳，属阳不入阴，阴阳不合，故飞龙后心肾交通，效果明显。

案例 2：患者张某，男，43 岁，全身疲惫，左膝盖痛，两手脉弱，两寸更弱，舌淡，苔白，乃脾虚，中气不升证。先取五气朝元，针后留针 10 分钟；针尖点阳池，腰立热，热感很快上行到头；换点中脘，胃脘部发热；点关元，丹田发热，慢慢地四肢出现气流动感，左膝盖发热，留针 20 分钟后结束治疗，忠者已不感疲乏，脉也好转。嘱其回家，意守丹田，以养真气。

要点：脉弱是气血虚，两寸脉弱是中气下陷，多数患者伴有血压低、脑供血不足的表现。五气朝元，补中气，强脾胃。本案因于中气虚、脾胃弱，故治疗切合病机。

案例 3：患者王某，女，31 岁，感冒、头痛、疲乏，只想睡觉，眼睁不开，平时贪食生冷，不发热，喉不痛，双手脉沉迟弱，乃少阴之病。取太冲、太白、公孙、支沟，留针 5 分钟时，腰、手足出冷汗，又过 5 分钟，腰发热，用针点按阳池飞龙，全身温暖。针毕，精神明显好转，脉也有力，开附子理中丸善后，并嘱其忌口，忌食生冷。

要点：此患者两手脉沉病在里，脉迟弱表明阳虚寒盛。虽然阳虚寒盛，但正值壮年，先天元气仍足，故先用太冲、太白、公孙、支沟排寒，以上诸穴董氏又分别称为火主、火敛、火菊、火窜，故温阳散寒作用很强。再飞龙通督，强化全身阳气，效如桴鼓。

案例 4：患者焦某，男，司机，38 岁，全身酸痛、腹胀 2 天。2 天前感冒发热，在河南老家打针吃药后减轻，长途开车后加重，脉沉缓，左寸稍弱。先用浅刺针法解表，取左手合谷、列缺极浅刺上挑，患者自述背部微出汗，背痛减轻；但稍后说背部有冷气，于是在阳池飞龙通督助阳，针尖才抵阳池不到 1 分钟，患者就感腰部发热，热上行到背，后到颈，到头，让其活动，后全身温暖舒服，只是右肩稍酸痛；患者右肩原有旧疾，取中渚补，肩热痛失，又补胃穴，胃热，腹胀消失，总共不到 20 分钟，全身症状若失。

要点：患者脉沉缓为寒湿，左寸弱为心阳虚。先用极浅刺法解表，除寒湿，再阳池飞龙通督以助心阳，起效神速。《内经》言："效之信，若微风吹云，明乎若见苍天。"

案例5：患者吴某，女，55岁，左大腿外侧酸痛，劳累更甚，自述腰椎有病。其酸痛部在少阳经循行部位。取右阳池行烧山火，飞龙通督，通经络。通督后，连续转四圈小周天，患者腰背热，腿热，左腿患处更明显，腿已不痛，很舒服。处方：当归20g，川芎20g，狗脊30g，全蝎10g，红花10g，独活20g，附子10g，威灵仙15g。三剂，水煎服，善后。

要点：酸痛劳重是阳虚，飞龙通督，引气至病所，经络通则不痛。

案例6：患者杨某，男，6岁，右侧小腿肚肌肉痛2天。观察其气色、舌苔正常，考虑多是受寒或玩闹时肌肉轻度拉伤，但孩子恐针，就用一指禅点穴，取阳池，轻点。患者自觉热流上达巅顶，又从前面下降至双足，全身发热。然后轻揉左手小臂内侧肌肉1分钟，让孩子走跑，症状消失，一切正常，家长感到神奇。小孩为纯阳之体，轻点阳池即能飞龙通督；揉左手小臂，乃上下交叉对应取穴。

要点：男童，纯阳之体，轻点阳池即能飞龙通督。"阳气者，精则养神，柔则养筋"，通则不痛。

案例7：患者郑某，女，46岁，腰部、手脚心冰凉，手、胳膊麻木无力，右手小指、食指微变形，出冷汗，身上潮湿，月经血块多。先浅刺阳池，患者自觉腰部微热，但不明显；后行烧山火手法，患者先感手臂有热感，接着整个腰背热，后头部亦有热感，10分钟后即浑身暖暖的，自述如卧热炕，症状减轻一大半；嘱患者守丹田治神留针15分钟，针毕面色红润，脉象平和。

要点：此案患者阳虚而寒，治以通督助阳，气至有效。

第三节　五气朝元

五气朝元飞龙针法是无极针法中最重要、最常用的针法，是以河图洛书原理和《内经》理论为指导，来培补后天之本，增益气血生化之源，继而补益先天元气，通小周天，调阴阳的针法。

一、针方组成及解析

左陷谷透涌泉、左足三里、三阴交、公孙、关元，针方共五个穴，除关元穴在任脉，其余穴皆在胃经与脾经上。河图（如图3-1）启示：天一生水，地六成之；地二生火，天七成之；天三生木，地八成之；地四生金，天九成之；天五生土，地十成之。生数相差五，五为土数，五行阴阳生，皆赖土成。故土涵五行，滋养万物。脾胃为后天之本，气血生化之源，《素问·六节藏象论》曰："脾胃、大肠、小肠、三焦，仓廪之本，营之居也，名曰器，能化糟粕，转味而入出者也，其华在唇四白，其充在肌，其味甘，其色黄，此至阳之类，通于土气。"《素问·太阴阳明论》曰："足太阴者里也，其脉贯胃，属脾，络嗌，故太阴为之行气于三阴。阳明者表也，五脏六腑之海也，亦为之行气于三阳。"

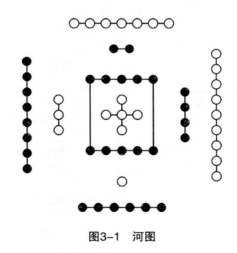

图3-1　河图

十二经开阖枢，脾胃脏腑阴阳，自行开阖升降，太阴开，阳明阖，脾气升，胃气降。足三里、陷谷降，三阴交、公孙升，关元治神聚五脏元气。中土斡旋，生四行，补先天，可治五脏六腑之病。

（1）心脏病方：五气朝元加内关、左心穴（第2掌骨桡侧缘前1/4处）、至阳。失眠者，加神门、神庭、本神；心血瘀者，加间使。

（2）肺病方：咳嗽太多者，五气朝元加丰隆、孔最、尺泽、太渊；若有表证，五气朝元加合谷、列缺；若肺气虚，五气朝元加膻中、气海。

（3）脾胃病方：五气朝元加中脘、内关。若腹胀，加腹四关、天枢、上巨虚、下巨虚；若腹泻，加上巨虚、下巨虚、腹泻穴；若胃寒，灸中脘、神阙；若中气下陷，加合谷、百会。

（4）肝胆方：五气朝元加太冲、合谷、中脘、阳陵泉。

（5）肾病方：五气朝元加中极、太溪。

以上是五气朝元治疗五脏疾病的基础方。五气朝元的应用很广泛，五气朝元飞龙周天，可结合任何针法治疗疾病。

二、针刺手法与气化反应

陷谷透涌泉是第一针，要行烧山火使涌泉发热，这很重要。足三里，用补法，为第二针，可使针感下传足面或足心，有时第一针涌泉不热，就在足三里用稍粗点的针行补法，针感强，下足心，再在陷谷行烧山火，涌泉即热，实在不行，用温针灸，阳明经两穴用补法。第三针，三阴交，可选外踝上8寸处或者外踝上3寸处，哪个敏感选哪个，用泻法，多数人的针感会沿脾经上传大腿根。第四针，关元，用补法，年轻人元气尚足者，关元用补法，即可使小腹发热。第五针，公孙，用补法，多数人补公孙便小腹发热。若小腹不热，骶尾骨发热，多是第一针没有做到涌泉发热。

当小腹发热时，留针让患者注意力集中在小腹发热感上，静心体验以治神，就能凝神聚气培养先天元气；当小腹热感透到腰部时，可在关元或公孙烧山火，腰部热感会沿脊柱上行到百会，下行印堂，通督后，全身会发热温暖，这应该是飞龙针法中最强的扶阳针法；然后点列缺，真气会下行至中脘，中脘发热，继续下行至下丹田，完成任督循环周天。若老年人或元气非常虚弱者，可结合继天立纪针法，以培补先后天元气为主，不主张过早地通任督，飞龙周天。

三、案例精讲

案例 1：患者孙某，男，60 岁，头晕、头昏 1 年，偶尔耳鸣，血压低。两手脉弱，寸脉更弱，舌淡，苔白。取五气朝元，配合双侧翳风、风池，留针治神后，公孙飞龙，患者腰部温热感逐渐上升，达颈至巅，下导入心窝后胃部温热，小腹温暖舒服。意守丹田半小时针毕，患者头晕减轻，感觉眼睛明亮许多，耳鸣消失，赞叹不已。

要点：患者舌淡苔白为气血双亏，脉弱是气血虚、中气下陷，故总病机为命门火衰，中气虚，清阳不升，治以五气朝元、飞龙为本，局部针牵引为标。

案例 2：患者王某，女，26 岁，慢性鼻炎多年，常感鼻塞不通。两手脉沉缓，苔白。取五气朝元加迎香治神，患者腰背温热后，飞龙通督，后全身温暖，鼻子温暖通畅。意守丹田 20 分钟收功。共针刺 3 次，再无复发。

要点：患者阳虚，督脉不通，清阳不升，浊阴不降，故治以五气朝元、飞龙通督，而升清阳、降浊阴。

案例 3：患者马某，男，61 岁，头晕、耳鸣、耳聋伴心慌、腰疼 2 年。取五气朝元加听宫、听会、耳门，留针腰部温热后飞龙通督，患者闭目自感眼前有黄色、白色、红色光（中医讲五脏与五色相通，五色是五脏元气的反映），后热感从任脉降入下丹田，继续意守下丹田。针毕，头晕、心慌、腰痛消失，耳鸣减轻。

要点：患者 61 岁，已是肾虚之年，症状又是腰痛，疾病本质是肾虚，故以五气朝元、飞龙通督，补先后天。

案例 4: 患者李某，女，41 岁，胸闷心慌 1 周，医院诊断为三尖瓣反流，心律失常。取五气朝元，左心穴、左内关留针 20 分钟，飞龙通督后，患者全身温暖，胸部感到轻松。共治疗 4 次，一切症状消失。半年后遇见，询问情况，工作生活一切正常，胸部无不适。也没去医院复查。

要点: 肾藏精气，是五脏动力。心气虚，故以飞龙通督补心气。督脉命门与肾气通，真气贯通督脉时，在背部至阳、灵台、神道与心脉相通，从而补益心气。

案例 5: 患者杨某，男，58 岁，头晕、眼花、心悸，测血压 113/68mmHg，心率 58 次 / 分，两手脉沉迟，左寸右尺更弱，阳痿已 7 年多。针五气朝元，加左内关、右阳池。双太溪、公孙行烧山火后丹田发热，留针治神 20 分钟，右阳池飞龙通周天。针毕，头已不晕。复诊时，血压 138/86mmHg，阳痿已好转，晨勃明显，继续治疗 1 周，彻底治愈。

要点: 患者脉沉迟，为虚寒在里，左寸弱是心阳虚，右尺弱是命门火衰。五气朝元飞龙，本就补肾阳，公孙更是能启动肾间动气，加太溪肾之原补肾、阳池补命门之火、内关补心阳，效果自然显著。

案例 6: 患者王某，女，57 岁，疲乏、颈僵不适，舌淡红，中部白腻苔，边有齿痕，脉弦滑。取五气朝元加后溪、中渚、间谷，意守丹田 10 分钟后，公孙飞龙通督，热从腰部升至颈项部，让其意守患部，热至病所，并让其活动颈椎，感觉轻松很多，当热达印堂时，从任脉引入中脘，胃脘发热，再意守关元收功。针毕，颈部不适消失，精神改善。

要点: 患者颈项不适是寒湿阻脉，督脉不通；舌淡红，中间白腻，边有齿痕是脾虚湿盛；脉弦滑则是有痰饮。五气朝元飞龙通督，健脾除湿通阳气；后溪、中渚、间谷，疏通颈部气机。

案例 7: 患者刘某，男，61 岁，晨起眩晕 3 年余，伴恶心，舌质暗红，苔白腻，双脉沉，关脉弱。取五气朝元加合谷、丰隆、梁丘、曲池，共针 2 次，眩晕消除。后治多人眩晕，五气朝元加晕听穴、丰隆，均治愈。

要点：本案病机为痰湿中阻，故以五气朝元运化脾胃，加丰隆化痰，晕听穴治晕，标本同治。

案例8：患者张某，女，33岁，腹痛腹胀一天一夜，二便正常。取五气朝元加中脘、天枢。陷谷进针后小腹即有热感，足三里行烧山火，小腹热感加强，留针45分钟后起针，症状全部消失，治疗期间也无排气。

要点：患者腹痛、腹胀是中焦气机不通，五气朝元斡旋中土，再加中脘、天枢，则疏利气机之力更强。又患者年轻，元气足，气机敏感，故治病神效。

案例9：患者刘某，男，21岁，学生，时常胃痛胀满，冷酸嘈杂，舌淡白，脉缓。用五气朝元加内关、中脘、公孙烧山火，丹田发热，意守丹田10分钟，因有事起针，结束治疗。第二天电话回访，胃部不适再未出现，还时时感到全身有温暖感。

要点：患者脉缓、舌苔白，为脾胃虚寒，故用五气朝元斡旋中土，健脾补气，加内关、中脘行烧山火手法，以温阳化湿。

案例10：患者女，70岁，头晕多年，偶发晕厥，多年来手脚心热，血压140/90mmHg。先用五气朝元针法，丹田发热，留针10分钟，再于公孙行飞龙针法，约3分钟后腰部热感明显，并缓缓沿督脉上行，渐至前后背发热，自述像躺在热炕上，稍后热感传至大椎、颈部玉枕，很快热感又传到百会，再到印堂，闭目自感眼前有黑团。嘱其放松身心，意守印堂，患者自述从黑团中逐渐出现一个白点，并逐渐扩大，黑团逐渐变浅、变小，化为一缕。随着白点变大，印堂热感扩散全身。引导其意守中脘、关元5分钟。针毕，患者自述眼睛亮，头不晕，很清爽。后电话回访头晕未再发生，身体轻健，全身温暖，手脚心不热，心情很舒畅。

要点：患者年已古稀，肾气虚，髓海不足，故以五气朝元补元气，再飞龙通督，升清阳补脑。眼前黑团乃脑部病气的反映，当脑部阳气充足时，黑团消失，病气自除。

第四节　九元气血

九元气血针，重点调中土，兼补肝肾，具有补气血、调冲脉之功，善治妇科疾病及慢性病气血虚弱者。

一、针方组成及解析

左足临泣、左足三里、左太溪、右太白、右太冲、右公孙、右三阴交、右血海、气海。

足临泣通带脉，且降胆气，胆气降则胃气降；配足三里降胃气，胃为气血生化之源。甲木震与阳土艮，本是三八同宫，相须相生，为寅卯同宫，为阳气升发之地，属于生门。二穴相配，不但帮助气血生化，而且能通带脉，对于女子更有益处。二穴配伍还能治背部两侧肌肉酸痛。

左太溪承阳明下降之卫气，温肾补阳，太溪手法适当，经络敏感者，可有针感沿肾经上传之感，而冲脉在腹部刚好与少阴肾经并行。

右太白、太冲、公孙，三针同用。太白为脾经的原穴，与三里配合则可补气血生化之源；太冲为肝经的原穴，肝气舒则脾气升；公孙通冲脉，与太冲、太白配伍，大补冲脉气血。血海，顾名思义，为营血之海，脾统血，故血海在脾经，可补血。气海为补气要穴，与膻中上下呼应，升中气。

另外，九元气血针加天门一针，通冲脉效果更好，可以调整阴阳，冲和气血，可通大小周天，方法是在公孙处飞龙或者按着天门地户针法行针。

二、针刺手法与气化反应

先刺左足临泣，用补法，针感会沿着胆经上传至腰，腰部带脉会发热。左足三里用补法，针感可以下行至足背或者足心。太溪先补后泻，针感先传涌泉，后沿肾经上传，此处不宜强刺激，以免遗留针后不适。太冲泻，太白补，公孙烧山火，则丹田发热；血海泻，针感上传；气海补，小腹热，治神于丹田处；公孙飞龙通小周天，或大周天，真气收于下丹田，起针。

妇女月经期，去掉气海，换膻中治神，不要飞龙通周天，各种手法换成平补平泻即可。如若痛经，则在三阴交行泻法，加天门地户针，行气导滞。如若小腹冷，则在三阴交和公孙处烧山火即可。

三、案例精讲

案例 1：患者，男，30 岁，主因"头痛十余天"就诊。此前经他处门诊针灸汤药治疗十余天，未见明显好转。刻下：头痛难忍，改变体位尤甚，疼痛部位为左侧头部，疼痛性质为隐痛，发作性，头痛部位固定，发作时间不固定。诊脉：整体脉象沉缓无力，双寸脉略有紧象，关脉迟缓，尺脉若有若无。按照人迎寸口脉诊法为其诊脉：左寸大于右寸，故定位在阳经；左寸小于关，且不躁，故定位为足少阳经。针法：九元气血针＋头痛穴＋含厌＋双足临泣（泻）＋右太溪＋左内关（补）。

具体施针过程引起的气化反应：第一针左足临泣，针感酸胀难忍，使用强泻手法，嘱患者再次活动头部，已部分缓解，腰部出现气化反应，自述出现腰部热感；继续在头痛穴行强泻手法，患者头部感觉轻松；针左侧足三里，针感降至左足心，出现热感；随后针右侧太冲透涌泉，疏通肝经的同时，带动肾经经气的升发；继而扎太溪、太白，补足肾水、脾土。肝气升则脾气升。肾气升。随后，一针公孙，配三阴交，通冲脉，气达小腹，患者出现腹部发热的气化反应，配合左内关穴，使心肾相交，气机畅通至胸部。气机至此，为引经气入患处，针含厌，针尖朝向最痛处，使气至病所，意到气到，气到神到，神养患处，嘱患者闭目养神。针毕，再次询问患者，头痛已基本消失。嘱患者继续治疗。

要点：患者曾患面瘫，脉沉缓，中有紧象，是虚中有实，虚是气血虚，实是经络不通，尺脉若有若无则是肾虚的表现，故以九元气血针补气血、补阳通督治本，局部取穴治标。

案例2：患者，女，39岁，平时腰腹发凉，胸口闷，睡中易醒，舌暗红，苔薄腻，脉口一盛，病厥阴经。治疗方法：用九元气血针加阳池，5分钟后热从腰起飞龙一周，再从公孙飞一周，守到丹田，降到两脚心，再飞一周，守到丹田，腹部点刺，四肢空无20秒后全身通畅，患者躺下不起，还想感受，我用大叉气化，患者背部发烫，再气化后患者胸闷消失。引热归丹田守住结束。

要点：九元气血，补气血，通冲脉，善治妇人之病；配方中又有太冲、足临泣、三阴交，故可调厥阴、少阴之病。

案例3：患者马某，女，72岁，2017年10月22日因口舌生疮、全身各关节疼痛、腰痛就诊。患者全身各关节疼痛，腰痛，双肩冷痛，股胫无力，口干涩不爽，面色晦暗，眼眶发青，纳差，脉沉细，舌暗，苔薄白腻。

患者年老体弱，血虚受寒，阳虚阴薄，气弱血淡，先用九元气血针以益气养血、通经活络、引气归元，再配合口服骨骼风痛片祛风除湿、活血通络、散寒止痛，治疗3天。

第4天，患者口疮消退，口干涩不爽基本消失，纳差好转，全身各关节疼痛、腰痛略减轻，改换太阳针法加阳池三针，通督助阳。针后患者全身发热，唯肩部发冷，给予手部全息对应点烧山火疗法，患者肩部发热，冷痛立除，并配合口服肾脾双补口服液，以补肾健脾。

第5天，继续给予太阳针法加阳池三针治疗。经5次治疗后，诸症有所减轻。

要点：九元气血，补气血，凡气血弱者皆可先用，再配合其他针法。

第五节　天门地户

天门地户是四关穴的一种特殊针刺方法。取穴是合谷与太冲，合谷、太冲作用广泛，二者相配更是疗效显著。

一、针方组成及解析

易学中天地八方分为八门，分别是开门、休门、生门、伤门、杜门、景门、死门、惊门。其中西北开门，又称天门；东南杜门，又称地户。《内经》有"天不满西北，地不满东南"之说，与此一致。天门地户与人体五脏相应，则大肠为乾金，其原穴合谷为天门；肝为巽木，其原穴太冲为地户，一上一下，一天一地，一阳一阴。道家针法称合谷为父穴，内蕴真阳，善升真阳，与天气相通；称太冲为母穴，是肝经原穴，肝藏血，肝经上通脑，下合于督脉。营血入脑，入督脉而降，阴合于阳，大肠传化正常，浊气降，尾闾阳气升，且手足阳明经实为一条经脉，日落卫气合于足少阴经而入阴，温煦五脏，故阳明为阖，厥阴亦为阖。阖者，阴阳相合也，所以两穴配合，行气导滞，调节全身气机，治各种情志病。

二、针刺手法与气化反应

针天门地户时最好在安静微暗的环境里，若再放点佛家舒缓空灵的轻音乐，让患者身心放松，则效果更好。这是治神。针具选择0.12mm或

0.16mm 的气化毫针，配合深长均匀的呼吸，我们主张患者用鼻吸口呼方法。天门针从虎口赤白肉际下方，纹理交叉处进针，向 1、2 掌骨结合部透刺，随患者吐纳缓慢进针，医者施术时要十分心静，静静地、慢慢地进针，越慢越好，一边针刺一边捻转，遇到阻力或患者感到痛时，可停止进针，只慢慢捻转，直到不痛再进针。三进三出，留针于虎口到灵骨穴连线外 1/3 处。这是基本手法，属第一层次。

行天门针后，大多数患者有胸部开阔、宽畅之感，同时有下丹田温热饱满的感觉，即《道德经》"虚心实腹"的体验。地户针法，操作方法同上。气滞重者，天门地户同用，轻者选其一即可。这时让患者凝神于丹田，留针治神，培育元气。当患者腰部发热时，医者可手握针柄，放空自己，运转周天，以带动患者的周天运转。这是天门地户飞龙法，属第二层次。

当周天运转通畅后，医者可放空自己，方法是松会阴，展眉心，意想从丹田开始从四面由内向外放出自己的气场，越远越好，然后从远处慢慢收回于丹田，意念反复存想，也会使患者出现身体虚空的主观感觉。这对施术的医者有较高的要求，只有有内功基础者才能做出此效果。

针，繁体写作"鍼"，金字旁一个咸，咸是无心之感。针刺的本质与最高心法就是以一根针为媒介，使医者与患者互相感应，启动受术者经气，医患双方共同治神，调节患者气机，调理脏腑功能，这也是针灸不传之心法，希同道实践体会。

此法适用于元气不足，且情志不舒引起的各种病，但对于身体十分虚弱者，不主张使用。本套针法可配合各种针法，调节气机，灵活选用。本针法同样也是治神针法，不可忽视治神这一核心内容。

三、案例精讲

案例 1：患者，女，42 岁，精神压力大，胸部像有大石压住，嗜睡，右手指发麻，颈不适多年。行天门地户针后，用阳池飞龙通督，任督出现气化循环，意守印堂见红光，配上耳神门及枕后，患者睡了一个多小时，起来后面色微红，手麻消失。患者是西方人，直呼不可思议，神奇。

要点：患者精神压力大，气郁，故用天门地户行气导滞，后飞龙补阳，阳气足，肝木调达。印堂见红光是心脏元气充盈的反映。

案例2：患者孔某，女，45岁，胸闷，心慌，乏力半年，西医诊断为甲状腺功能亢进症（简称甲亢）。半年来体重减轻，疲乏，心慌，口干。就诊时表情紧张，面潮红，眼不突，眼裂不宽，颈发紧发胀，语速急，脉细数。用天门针导气化滞，术毕，患者自述胸闷颈胀消失，自感胸腔宽大了。处方逍遥散加玄参、生地、牡蛎、夏枯草、地骨皮、珍珠母、夜交藤，水煎服。二诊时，诸症减轻，予天门地户针合五气朝元，留针时患者自觉丹田缓缓旋转，四肢气流从内侧升外侧降，十分舒服，口中有津液涌出，留针15分钟结束。

要点：西医之甲亢，按中医分析，多为肝郁气滞导致，天门地户配五气朝元，恰可行气导滞。

案例3：患者曲某，女，51岁，出现胸闷气短一天来诊。平素乏力，疲劳，总想睡觉。平时生气即发生气短，整体脉弱，心脉尤其弱。分析病机是气郁而导致此症。用天门地户针法合上五气朝元，先针刺左合谷配右太冲，再合上五气朝元加三阴交。针毕后在左侧天门处选用0.16mm的气化毫针，行气化手法：从大叉穴进针，缓慢向灵骨方向进针，配合患者深长呼吸，用六字诀中的"嘘"字让患者配合呼气。行针过程中出现痛觉时，不再进针，慢慢捻转，待痛感消失，继续行手法。缓慢三进三出，患者言小腹部发热，让患者注意力集中在小腹热感，治神于丹田。气化后患者自觉胸中开阔，留针40分钟后，施术者坐在患者左侧，握住其左手，并轻轻握住天门针，用自身通小周天带动患者通小周天。通了一周小周天后，患者感觉更加舒服，心胸开阔，起针。

要点：治病的关键在于辨证，凡是肝郁，都用天门地户针法，但肝属木，大地春暖，树木才条达，临床上所见郁证多伴阳虚，故疏肝兼补阳效果更好。

第六节　太阳针法

太阳针法是太乙针法之一，是调节营卫、助阳升卫之针法。

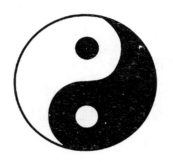

图3-2　太极图

太极图（如图3-2）是中国人都熟悉的图案，它动态显示了阴阳之间的辩证关系，阴阳鱼中间有一线分界，或者说是联系，这条线很重要，学术界都称为"S"曲线。传统的太极图中间的分界线是乙形曲线，在乙形曲线外画一圆，就是阳升阴降的传统太极图。所以古人有太乙真人，道教有太乙救苦天尊，"乙"字先顺时针写，后逆时针写，体现了天道左旋、地道右旋的思想，这也是《内经》"上古有真人者，提挈天地，把握阴阳"之意。人体的营气与卫气，犹如太极图中的阴与阳，针刺的本质就是调节营卫，或引卫入营，或引卫出营，因此，把调节人体营卫之气的太阳针法和阳明针法，称为太乙针法。

太阳针法用途很广，颈、肩、腰、背、皮肉筋骨，在表之疾皆可用，五脏六腑之疾也可用。此针方，以《内经》营卫学说为理论，依经络开阖枢理论，以太阴、太阳为开。太阴包括足太阴脾经和手太阴肺经，脾主升清，肺主宣发，故太阴为阴经开，主气机之出；太阳包括足太阳膀胱经与手太阳小肠经，早晨太阳初升，卫气先布散于两太阳经，以温分肉，肥腠理，司开阖，故太阳主表，为阳经之开。少阴、阴跷、阳跷，升发布散卫阳之气于皮肉筋骨四肢。外邪侵入，多为卫气虚，卫阳被阻，经气不通，致生痹证。

一、针方组成及解析

午前：左太溪、左阴陵泉、右照海、右申脉、左阳陵泉、右风市、左后溪、百会、右后溪、左风市、右阳陵泉、左申脉。

午后：右太溪、右阴陵泉、左照海、左申脉、右阳陵泉、左风市、右后溪、百会、左后溪、右风市、左阳陵泉、右申脉。

卫气随日出而升，日落而降，即《内经》所谓"平旦阳气出，日中阳气隆，日西阳气虚，气门乃闭"。平旦，日出，卫阳出下焦，从足少阴肾出，故第一针取肾之原穴太溪；太阴为开，卫阳随脾气升而外达，故第二针取太阴合穴阴陵泉；第三针，照海通阴跷，也是肾经之穴；再取申脉通阳跷，出太阳经，取阳陵泉、风市，少阳为枢，助阳升发，太阳为开，后溪通督升阳到百会，卫阳升极而降，自然布手足太阳、手足少阳、手足阳明，卫阳透达，则温分肉，肥腠理，司开阖，卫外而驱邪外出。

二、针刺手法与气化反应

以上诸穴，针刺时取仰卧位、俯卧位皆可，每穴都为补法，依次针刺到最后一穴。针完后大多数患者背部有不同程度的温暖感，这是卫气升发的征兆。寒湿者，或者阳虚患者，针后无反应，则加阳池、外关、支沟三针，留针时背部发热，可助阳升卫；也可在阳池烧山火，用飞龙针法，通督助阳。这套针法针方大，但是治本之法。若身体强壮者，可简化为申脉、阳陵泉、风市、后溪、百会。

颈肩病，分久病与新病。新病可用一针疗法。如颈僵不仰俯，承浆一针，配合活动颈部，多数能立刻解决，最多配后溪、列缺。若不能顾盼，中渚一针配合活动即除疾痛，或配悬钟。若病久，则上法只可缓解症状，不能从根本上解决，需加太阳针法，疏通太阳经，升阳通痹，在太溪或阳池飞龙通督，配合无极针法中的三才针法（包括天部针法、人部针法、地部针法。天部针法是人字缝正中一针，左右两针；人部针法是大椎旁开 0.5 寸各一针，加附分、膏肓；地部针法包括腰眼、关元俞、次髎），才能取得比较稳定的疗效。

肩部病，病程短，且患者为青壮年，用一针疗法便可取效。若肩痛在手阳明经部位，用三间烧山火，则肩热痛除。若不能上举，条口透承山，多能立即上举。若在手太阴部位痛，则在鱼际上方与第 1 掌指关节之间找痛点，烧山火，可即刻解除疼痛。若肩痛部位在小肠经位置，多取下肢健侧肾关穴，见效速。

凡颈肩腿痛，屈伸活动不利，皆可配筋之会阳陵泉，并可透阴陵泉。久病者，配太阳针飞龙通督以助阳温通经络，标本兼治。

背部酸痛，取重子、重仙穴刺之，可立即缓解。二穴在手太阴肺经，在手掌八卦艮位（如图 3–3）。背部酸痛，多为心肺阳虚，而背也属于艮卦。若要治本，太阳针飞龙通督，或太阳针配合无极针法，人部六针，再飞龙通督更有效，更彻底。

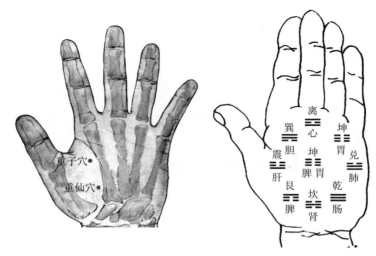

图3-3 重子、重仙穴

三、案例精讲

案例 1：患者黄某，女，因"腰部疼痛 3 天"于 2017 年 8 月 10 日就诊。现症：患者神清，精神不振，痛苦貌，因受凉后出现腰部疼痛，疼痛部位为腰部两侧，疼痛性质为酸痛，疼痛部位固定，持续酸痛不缓解，痛甚则猫腰行走，且需家人搀扶，来诊时痛苦呻吟，立即给予腕部之腰痛三针（腕横纹食指指伸肌腱桡侧一穴，无名指指伸肌腱尺侧一穴，阳池穴，共三针），当即止痛。后嘱患者查腰部 CT，示：腰椎间盘突出，压迫硬脊膜（每一节椎间盘均已突出），伴纤维环钙化。舌红，苔白腻，脉沉滑。疼痛部位为腰部两侧，为太阳经循行之处，辨为太阳经经气不利。应用太阳针法及地部六针，疏通太阳经经气。太阳针法实为针灸疗法之开太阳之法。具体治疗方案如下。

第一步：应用地部六针（即三才针法的地部针法的六穴，即两侧腰眼、关元俞、次髎）动气针法，嘱患者带针走动 15 分钟，充分疏通腰部气机。

第二步：太阳针法，使整个腰背部发热，散寒除湿，温煦太阳经。

第三步：待腰背部阳气蓄积到一定程度，患者感觉到温暖，把握住时机，顺势在阳池穴一针飞龙，热流很快打通整个督脉，至项部温热后稍有停留，后至巅顶，于列缺穴直刺，热流顺任脉而下至丹田，完成任督循环。至丹田后，顺势在风市、阳陵泉、申脉穴交错导热流至双足，嘱患者意守涌泉穴，引热下行入肾，完成十二经脉的循环。

患者经 4 次针灸后，腰部疼痛几乎消失，仍遗留部分劳累后腰部隐痛，继续巩固治疗 3 次痊愈收工。

要点：本案病因是受凉后腰部两侧痛，辨为太阳经受风寒，急则治标，用腰痛三针止痛；缓则治本，用太阳针法升阳驱寒。

案例 2：患者王某，女，45 岁，因浑身疼痛就诊。后背痛更明显，大腿两侧及前面疼痛，脉诊右脉大于左脉，整体脉弱，舌淡，少苔，平素睡眠差。拟用太阳针法配合其他针法加减治疗。

首诊针法：太阳针法 + 地部六针 + 大杼 + 命门，在阳池处飞龙。针后腰部热，后背热明显，左腿胀感明显。

二诊反馈，晚上疼痛明显减轻，晨起稍有痛感，大腿两侧明显改善，后背稍偏左，肩上疼痛。针法：太阳针法合上五气朝元和引气归元，加上双侧悬钟。继续在阳池处飞龙。针后背胸腹部热感明显，足三里行针，热自大腿下行，至脚面，双腿均有热感。

三诊反馈，腿部疼痛减轻，右肩三角肌顶部疼痛。针法：太阳针法，在同侧足三里行针，同时活动肩部，在后溪处飞龙。后溪飞龙通督后，背部热明显，热自上行，同时配合申脉行针，热上传明显，后刺列缺则气降至腹部发热，小腹不明显，再加刺神门，小腹温热，令其守神。配合针刺双侧听宫，肩部感觉明显好转。

四至五诊依然在太阳针法基础上加减运用，疗效逐步显现。

六诊反馈，情况明显好转，后背、颈项隐约有痛感。针法：太阳针法加命门，针刺肩部阿是穴，在阳池处飞龙。飞龙通督后，整个背部热感明显，迅速上行。通督后全身温热，疼痛消失。

要点：按人迎脉口脉法（详见第五章），右脉属气口，候阴；左脉属人迎，候阳；右脉大于左脉，是阳虚阴盛。舌淡主气血虚或阳虚。全身肌肉关节痛，中医称为痹证，《素问·痹论》中明确指出，卫阳虚，风寒湿乘虚而入，杂合而至为痹。太阳针法通治全身关节痹痛。

第七节　阳明针法

阳明为阖，太阳为开，太阳针法和阳明针法调节营卫，在无极针法中称为太乙针法。阖者，阴阳相合，阳明合少阴，厥阴合督脉，开则气升，阖则气降，手阳明与足阳明实为一条经脉，阳明多气多血。里实热证，为阳明腑证、经证。阳明针法善于治疗肠腑不通便秘，阳不入阴之失眠，肝阳上亢、浮阳不降之眩晕（如高血压）。

一、针方组成及解析

右合谷、右曲池、左足三里、左内庭、右太冲透涌泉、右昆仑透太溪。

合谷配曲池，足三里配内庭，太冲配昆仑，乃马丹阳天星十二诀配穴，为同经担法[①]，可疏通手足阳明络，取穴虽少，却可激发四肢经脉之经气。合谷、曲池配合，合谷升清，曲池泻大肠降浊；足三里、内庭相配，内庭透涌泉，降胃气和六腑气，卫气合于足少阴；合谷与太冲合而开四关，疏通十二经；太冲配昆仑，降头部之浮阳下行；太冲配涌泉，平肝潜阳；昆仑透涌泉，引下行浮阳入少阴。以上诸穴合成本方，泻腑

---

① 担法：关于担法，各家解法不一。笔者认为，同名经上取两穴即为担法，如合谷配曲池，足三里配内庭，委中配承山。

热，降气，引火归元。

二、针刺手法与气化反应

若肠腑实热，全方用泻法，加上巨虚、下巨虚，用透天凉手法，则胃部、腹部有凉感，肠鸣音加强；便秘者，可加天枢、大横。失眠者，上方加迎香、神门，针刺顺序从下向上。内庭透涌泉，行补法，使涌泉发热，太冲也可以透涌泉。昆仑透太溪，在深部留针，治神于涌泉，让患者注意力集中在涌泉的热感上，就能交通心肾，潜阳安神，也可以加安眠穴、印堂等。

高血压患者，针刺方法同上，加上泻上巨虚、下巨虚，也可以加风池、阳陵泉。

治神涌泉留针时，患者多会在留针过程中入睡，顺其自然。也有留针治神涌泉者，时间可长一点，使下丹田发热；也可治神丹田，欲降先升。

阳明针法飞龙，可在曲池行烧山火手法，飞龙通督。曲池可降压、平肝阳，飞龙通督不会使血压升高。

中气下陷者，在阳明针法基础上可以加中脘、百会。太冲、内庭透涌泉，得气后针提至皮下留针；昆仑透太溪后，也可提针至皮下留针。针刺顺序从下向上。最后针百会，在曲池处飞龙通督。此法亦可以治疗面瘫，只在面部稍加几针牵引即可。

三、案例精讲

案例 1：患者刘某，女，80 岁。素有腹痛数年，西医诊断为慢性阑尾炎，腹痛加重 5 天，于他院就诊，让其住院行消炎治疗。患者拒绝住院，口服头孢类药物治疗，效果不佳，经人介绍，前来诊治。腹部检查：右下腹痛明显，有压痛、反跳痛。脉滑实，舌厚腻。长期便秘，膝关节、踝关节疼痛。在 2015 年做过心脏支架手术。诊断为肠痈，病机为大肠湿热，方用附子薏苡败酱散合小承气加桃仁、杏仁。用大黄、芒硝、乳香、没药、白芷、丹皮等研末醋调外敷。针方：阳明针法，去昆仑加右阑尾穴、天枢、上巨虚、下巨虚，用泻法。合上龙胆泻火针加强泻热除湿之功。针毕，患者自觉疼痛减轻，腹部轻松。复诊，自述腹痛减轻大半，按压腹痛减轻，只稍有不适，排便一次，关节疼痛减轻。继续巩固治疗 6 次，症状完全消除。

要点：患者脉滑实、苔厚腻，是肠腑有湿热，故选用阳明针法与龙胆泻火针法以通腑泻热，再用阑尾穴来对症治疗。慢性阑尾炎，中医认为是肠痈，湿热证选用附子薏苡败酱散合小承气加桃仁、杏仁泻热通便。辨证要准。腹部有很多脏器，腹痛的诊断除了中医辨证，还应结合西医诊断，如此才能在治疗过程中掌控病情，达到治疗目的。

案例 2：患者张某，男，15 岁，学生，腹泻 20 余天，自述 3 天后要中考，怕腹泻影响中考。家长希望能够尽快见效，我们只能说争取。患者舌淡，苔白，脉缓，腹痛腹泻，泻下清谷，疲乏。此正当夏季，乃中土虚寒之证。取阳明针法去昆仑，合补中益气针法加止泻穴（神阙与曲骨连线的中点）。左合谷先刺入人部得气后，提至天部留针；左曲池用泻法；左足三里用补法；上巨虚、下巨虚先泻后补；陷谷透涌泉，得气后提针皮下留针；右侧太白、公孙、太冲相配，成担截针法[①]。右侧地机用泻法，中脘用补法，止泻穴用补法，百会用补法，以升脾气。依次针毕后，胃脘、小腹发热，留针 20 分钟。飞龙通督后，引入中脘，再治神 10 分钟结束，用乌梅丸加白术、车前子内服。第 2 天来诊，腹痛减轻，泄泻次数减少，继续按原方案治疗，第 3 天来诊时已经基本正常。第 4 天顺利完成了中考，全家非常高兴，之后巩固治疗 3 次，痊愈。

---

① 担截针法：选同名经的两个穴位，是担法，如合谷配曲池，委中配承山；选异名经相邻的两穴为截法，如太冲配昆仑，列缺配通里。

要点：同一针方穴位，手法不同有不同的效果，比如合谷穴直刺后，提至天部留针，是引卫出营，有升阳作用，配中脘、足三里可加强补中益气的作用。这是临床取效的一个主要内容，应多加探讨研究。

案例3：患者苗某，男，44岁，左面部麻，神经跳动，尿频、尿急、尿痛一天来诊。处方用八正散加减。用阳明针法，针方：右合谷、右曲池、左天枢、左足三里、左上巨虚、左下巨虚、左陷谷、右太冲、右公孙、双列缺、中极。第一针在右合谷处行烧山火，使左面部发热。第二针为曲池，行手法有针感后可加强合谷上行的作用。第三针为足阳明胃经的天枢穴，此乃大肠经的募穴，行手法有针感后，让其与面部相连接。第四针为左足三里、左上巨虚、左下巨虚、陷谷、太冲。陷谷可引胃气下行，针陷谷得气后提至皮下留针，太冲与陷谷同法。公孙得气通督后，列缺加强针法通任脉，配合中极缓解尿路感染的症状。二诊合上内庭、地机调整脾胃，再加上镇静六穴（三里、神门、迎香加耳针心、肺、神门）和怪三针。尿路感染已经治愈，面部抽动症状也得到控制，只是偶有发作。继续治疗观察。

要点：这位患者麻木跳痛之左面部是阳明经所行之处，所以选阳明针法以调阳明之经气。天枢是阳明经的穴位，对于面部神经有良好的调节作用。"颜面合谷收"，合谷是阳明大肠经的合穴，补合谷可使经气沿手阳明大肠经上行于面部，所以，疗效很好。该患者是某大学体育老师，身体素质好，针感明显，治疗效果很好，很多临床实践证明了气速至速效的论点。

第八节　龙胆泻火

飞龙针法的前七部针方，皆为扶阳大补之法、温通驱寒之法。而龙胆泻火针法则为清热泻火之法，功同龙胆泻肝汤，故以此为名。

一、针方组成及解析

右胆囊穴、左丰隆、双肩井、中脘、下脘、水分、双侧的上风湿点（风湿点为腹针一穴，可在双风湿点附近 0.2 寸再加强两针）、丘墟（单侧或双侧）、右阳陵泉。

胆囊穴，利胆泻热；丰隆穴祛痰利湿；双肩井向颈后方向平刺，可泻胆降气；中脘健胃和腑；水分、上风湿点，祛湿清热。

二、针刺手法与气化反应

胆囊穴，用泻法，强刺激，得气感强，再行透天凉，与阳陵泉成担法，可加强利胆泻火之力，实践证明选用右侧的效果更好。

左丰隆，祛痰利湿。双侧肩井平刺，不要求针感。中脘深刺 2~3 寸，下脘、水分、双侧上风湿点（包括两加强针）浅刺 0.3 寸，不追求针感。

丘墟针尖斜向上刺，迎随补泻泻法。阳陵泉可透阴陵泉，用泻法，或者透天凉。

针刺完毕，留针时，多数患者脐上胃脘部有微微发凉且空虚之感。留针结束后，要在中脘部行烧山火，补中气让胃脘温热，以防止清泻肝火时损伤胃气，旨在先泻湿热之邪，后补胃气。若能配合开四关，效果更好。

三、案例精讲

案例： 患者王某，男，60 岁，左眼红肿疼痛难忍，左眼曾经做过手术。这次工作劳累，加上连日熬夜，引发眼痛，左侧头痛。患者虽然已经年过花甲，但年轻时曾是运动员，故身体仍健壮，脉弦滑有力，遂用龙胆泻火针法加开四关，泻肝火，除湿热。

针右胆囊穴、左丰隆、双肩井、中脘、下脘、水分、上风湿点、丘墟、阳陵泉、左合谷、右太冲，其中胆囊穴和阳陵泉采用泻法。起针前，中脘烧山火。针毕留针过程中，左半身及左眼发凉，留针半小时，最后在太冲透涌泉行补法，涌泉发热，意守治神此处。针毕，左眼凉爽舒适，头部轻松。

该患者体质好，经络十分敏感，每一针都有经络传导，效果非常好，间断治疗三四次，症状消失，配合九子地黄丸善后，滋阴明目。之后随访，未再发作。

要点：治神主穴的选择很重要，本案选涌泉，主要是用其滋阴潜阳，降头面之火。

第四章
经典针方选解

本节主要介绍一些古今流传的经验方，笔者在临床上应用确有实效，现整理成章，以扩充读者视野，供临床参考应用。

一、马丹阳天星十二穴

三里内庭穴，曲池合谷接。

委中承山配，太冲昆仑穴。

环跳与阳陵，通里并列缺。

合担用法担，合截用法截。

三百六十穴，不出十二诀。

足三里配内庭，调整胃肠疾病；曲池配合谷，治疗颜面及上肢病；委中配承山，治疗腰腿疾病为主，承山也能治疗肛肠疾患；太冲配昆仑，治疗头颅疾患为主；环跳配阳陵泉，治疗腰胯疼痛，也能助心阳；通里配列缺，通任脉，降肺气。

取同名经或同一条经邻近两穴，为担法，如足三里配内庭，曲池配合谷，委中配承山，环跳配阳陵泉。取相邻两经邻近两穴，为截法，如太冲配昆仑，通里配列缺。担截之法，是一种配穴方法，可以协同加强穴位的功效。

马丹阳为全真七子之一，十二穴乃内功针法，只有内功修炼有素者，才能用出其中的玄妙。十二穴只有太冲、通里、列缺在阴经，其余皆在阳经，且包括了民间针灸医师四总穴"肚腹三里留，腰背委中求，颈项寻列缺，面口合谷收"。太冲、昆仑，治头颅之疾；通里、列缺，通任脉。实际应用中，内庭还泻胃热，足三里一穴还有更多作用。

本歌诀首载于元代王国瑞所著《扁鹊神应针灸玉龙经》，题为《天星十一穴歌》，后在明代徐凤所撰《针灸大全》上刊载时增加了太冲穴，题为《马丹阳天星十二穴治杂病歌》。马丹阳是宋代扶风人，他根据临床经验写成本歌。本歌选穴特点突出四肢穴位，安全方便，疗效可靠，在针灸史上有重要位置，是针灸入门之捷径。

二、八脉交会穴

公孙冲脉胃心胸，内关阴维下总同。

临泣带脉目耳频，外关阳维颈肩痛。

后溪督脉内眦颈，阳跷肩背申脉逢。

列缺任脉养五脏，阴跷照海膈喉咙。

公孙（属脾经而通冲脉）与内关（属心包经而通阴维脉）二穴相配，能治疗心、胸、胃三个部位的病证。

足临泣（属胆经而通于带脉）与外关（属三焦经而通于阳维脉）二穴相配，主要能治目外眦、耳后、颊、颈、肩等部位的病证。

后溪（属小肠经而通督脉）与申脉（属膀胱经而通阳跷脉）二穴相配，主要能治目内眦、颈项、耳、肩、小肠、膀胱等部位的病证。

列缺（属肺经与任脉相通）与照海（属肾经与阴跷脉相通）二穴相配，主要能治肺系、喉咙和胸膈三个部位的病证。

八脉交会穴就是奇经八脉与十二正经脉气相通的八个腧穴。它是目前常用临床特定穴的重要组成部分，极为重要。

公孙烧山火可使丹田发热，后溪烧山火通督，外关也可，列缺用补法可使真气从头沿任脉下降至下丹田，后溪、申脉可升卫阳且解酒，补足临泣则腰热一圈。八脉交会穴配八卦，即著名的灵龟八法[①]（如图4-1），就是八脉交会穴的很好运用，对临床复杂的病情，可以起到驭繁就简的作用，是大道至简的针法。

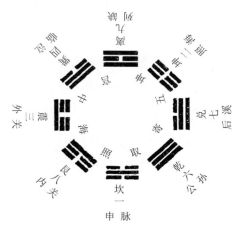

图4-1 灵龟八法九宫

另外，公孙为乾卦、属金，内关为艮卦、属土，公孙配内关就是土生金。临泣为巽卦、属木，外关为震卦、属木，临泣配外关就是雷风相搏。后溪为兑卦、属金，申脉为坎卦、属水，后溪配申脉就是金生水。列缺为离卦、属火，照海为坤卦、属土，列缺配照海，就是火生土。

圣人慈悲，留下至真大道，我辈当潜心研究，为众生驾慈航，为先贤继绝学。

三、回阳九针

回阳九针是针灸学中回阳救逆的一个穴位配方，由合谷、哑门、劳

---

① 灵龟八法：即根据八卦九宫、河图洛书理论，结合中医奇经八脉理论，应用与奇经八脉相通的八个经穴（八脉交经八穴）按时间推算取穴的针刺方法。

宫、环跳、足三里、中脘、涌泉、太溪、三阴交组成。为了便于记忆，介绍一歌诀。

合谷哑门并劳宫，环跳三里中脘接。

涌泉太溪三阴交，此是回阳九针穴。

回阳九针的针刺顺序：先刺足三里、环跳、中脘、合谷、哑门，然后针刺涌泉、太溪、三阴交、劳宫。足三里配中脘补中气；加合谷，升提阳气；环跳有补心阳的作用；哑门深部是延髓，是生命中枢，其除治疗聋哑不语外，还有很好的回阳救逆的作用。足三里、环跳、中脘、合谷、哑门可以理解为补中益气升阳。涌泉是肾经的井穴，太溪是肾经的原穴，肾藏元气，是阳气之根本，两穴相配有很强的补阳作用；三阴交是肝、脾、肾三条阴经之交会，能使肾经之元气沿三阴经上升；劳宫是心包经的火穴，能温心阳。以上诸穴合用，加上温补的手法，具有很好的回阳救逆的作用。

虚脱、阳虚者，回阳九针加人中；实证昏厥，刺十二井穴放血或耳尖放血。这是至关重要的急救针法。先祖留下救命方，针灸人必须记清。

四、四关穴

《灵枢·九针十二原》中提到："五脏有六腑，六腑有十二原，十二原出于四关，四关主治五脏。五脏有疾，当取之十二原。"其中，"四关"指四肢腕踝五脏原穴（即肝之原穴，太冲；肾之原穴，太溪；脾之原穴，太白；肺之原穴，太渊；心之原穴，大陵），与膏之原鸠尾，肓之原勃央（即气海）。若针鸠尾、气海配列缺通任脉，加五脏原穴，可治五脏元气虚，如加心之原大陵即可补心，依次推之。

后世四关，为太冲配合谷，可治一切情志病。今人腹针有腹四关，即滑肉门配外陵，可调治消化系统疾病及肩胯之疾。也有背四关，即附分配关元俞，可治颈腰背诸疾。

五、鬼迷十三针

鬼迷十三针，传说是孙真人所留，为治疗癫狂病的针灸配方，由以下十三个穴位组成。

一针人中是鬼中，

二针鬼信少商穴，

三针鬼生隐白藏，

四针大陵在鬼心，

五针鬼路连申脉，

六针鬼枕风府上，

七针颊车躺鬼床，

八针承浆鬼市逛，

九针鬼窟在劳宫，

十针上星鬼堂上，

十一海底把鬼藏，

十二曲池断鬼腿，

十三涌泉鬼封上。

鬼迷十三针主治一切精神疾患，如精神分裂症、失眠、抑郁症、躁狂症、焦虑症、强迫症、癔症等。

六、十全大补针

十全大补针是古代针家总结的由十个穴位组成的针方，其功效与方药的十全大补汤相似。十个穴位分别是：合谷、曲池、内关、足三里、中脘、太冲、三阴交、章门、关元、阳陵泉。

有的医家把这十个穴位功效用十全大补汤十个药物对应，让学者感悟针方的功效与穴位的作用，歌诀如下。

章门人参三里术，内关相当茯苓逐。

中脘甘草阴交归，曲池如同川芎追。

太冲芍药关元地，合谷犹如黄芪备。

最后阳陵肉桂具，十全大补功效具。

十全大补针主治气血不足、心脾两虚、脾肾两亏、肝肾两虚等一切虚损病。

此方虽配穴精妙，若不明治神之法，亦如瞎龙无用。下面为笔者莲中子为龙点睛。

（1）用针次序：依次为足三里、阳陵泉、中脘、合谷、曲池、太冲、三阴交、内关、章门、关元。

（2）治神：先在中脘治神，当胃脘发热，真气下移到小腹时，关元治神。此两穴一定要补。若气郁，泻四关，合谷、太冲、三阴交、内关；若中气下陷，加百会，也可在关元或曲池飞龙通督，转周天。

七、补中益气针

补中益气针是针灸界公认的一组穴位配方，功效与补中益气汤类似，所以称补中益气针。其由以下穴位组成：足三里、三阴交、内关、中脘、气海、膻中、合谷、百会。

（1）针刺顺序：先刺足三里、三阴交，一升一降；再刺内关、中脘，以补中土；然后刺气海、膻中，二者皆为"气海"，上下呼应补宗气；最后刺合谷、百会，升阳举陷。

（2）治神：中脘用补法，留针治神。

（3）治疗范围：用于中气下陷，脏器下垂。

八、怪三针

怪三针是天津胡光医师的一个针灸配方，因为配穴奇特、效果好，广为流传。其由以下穴位组成：百会、左鼻翼、右董氏次白。

怪三针主治顽固性失眠、抑郁症、颈椎病、肩周炎、腰痛、月经失调、肠胃不适、痛经、儿童抽动症、小儿厌食症。

九、镇静六穴

镇静六穴是由中国中医科学院广安门医院高立山老师多年临床实践总结出的一组具有镇静安神作用的针灸处方。它由足三里、神门、迎香和耳穴的心、肺、神门六个穴位组成，通过和胃、养心、清肺而达到镇静安神的效果。

镇静六穴的治疗范围包括痛证、风证、神经症、牛皮癣、抽搐、失眠等多种疾病。

（1）治疗痛证：主治头面部疼痛，效果更佳，如西医所谓的三叉神经痛、紧张性头痛及神经衰弱头痛。

（2）治疗风证：这里所指的风证，包括西医的面肌痉挛、锥体外系症状、舞蹈病和小儿多动症。

（3）治疗神志病：有镇静安神作用，治疗相当于西医的神经症、神经衰弱以及抑郁症和焦虑症。

（4）治疗心悸，相当于西医的功能性心律失常。

临床上，笔者习用五气朝元合上镇静六穴治疗失眠和痛证，效果很好。

十、左氏大叉穴

大叉穴其实是合谷穴的透针扎法（如图4-2），这种扎法以前道家就有，左常波老师悟得此针法，起名大叉穴，并将之广泛传播。

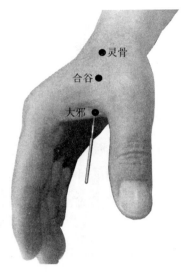

图4-2　合谷穴透针扎法

进针方法：从八邪穴的大邪进针，针尖透过合谷穴，对准第1、2掌骨结合部，即灵骨穴附近。要领是进针要缓慢，边进针边捻转，放空身心，在极静的状态下，细心体察针下的微细感觉。若遇阻力，或患者有痛感则停止进针，只缓缓捻转，让患者配合进行深长、均匀的呼吸，阻力消除或痛感消失时，则缓缓进针，行针，到灵骨附近后，再以同样方法缓缓退针捻转，三进三退，留针于外1/3处，大多数人会出现丹田发热的感觉。

这一针行气导滞作用非常好，可以配合左常波脾胃升降针法（由左足临泣、左足三里、右太冲、右太白组成）、龙虎升降针法（由左木留、左三叉二、右门金、右三叉一组成）。另外，还可以配合其他针法，只要有气滞、气郁就可以用，针法配穴越少越易灵活应用。

十一、扶阳五针与化瘤针法

扶阳五针由扶阳四穴即中渚、腰痛穴（手背第2、3掌骨之间）、后溪、手三里，加阳池穴组成。阳池采用烧山火法，使全身发热，通督，转周天，这样升阳作用更强大。全身热后，再用消瘤针法。

消瘤针法：外瘤选左合谷加右阳陵泉，内瘤选左合谷加右阴陵泉。以上是郭啸天化瘤针法，其中最主要的即是合谷一穴。

十二、醒脑开窍针

醒脑开窍针是石学敏院士发明的一组著名的针法。

（一）选穴

主穴：内关、水沟、三阴交。

辅穴：极泉、尺泽、委中。

配穴：吞咽障碍，加风池、翳风、完骨；手指握固，加合谷；语言不利，加廉泉、金津、玉液放血；足内翻，加丘墟透照海。

（二）操作手法

内关：直刺，采用捻转提插泻法。

水沟：向鼻中隔方向斜刺，用重雀啄法，至流泪。

三阴交：沿胫骨内侧缘与皮肤呈45°角斜刺，用提插补法，以使患者下肢抽动3次为度。

极泉：原穴沿经下移1寸，用提插泻法，使患侧上肢抽动3次。

尺泽：直刺，提插泻法，使前臂、手指抽动3次。

委中：仰卧直腿抬高取穴，直刺，使患侧下肢抽动3次。

风池、完骨、翳风：针向喉结，采用捻转补法。

合谷：针向三间穴，提插泻法，使食指抽动。

上廉泉：针向舌根。

金津、玉液：三棱针放血，出血1~2ml。

丘墟透照海：使局部酸胀。

（三）常见疾病的应用

（1）中风病（脑梗死、短暂性脑缺血、脑出血）：以内关、水沟、三阴交为主穴，辅以极泉、尺泽、委中。吞咽困难，加风池、翳风、完骨；语言不利，加廉泉、金津、玉液放血；足下垂内翻，丘墟透照海；手指握固，合谷透三间、八邪。

（2）郁证：内关、水沟、上星、印堂、百会。

（3）脏躁病（癔症）：内关、水沟、三阴交。

（4）顽固性疼痛（三叉神经痛、带状疱疹、骨关节病变）：内关、水沟。

（5）眩晕：内关、水沟、风池、完骨、天柱、合谷。

以上为原始醒脑开窍针法。

本人在临床上治疗中风后遗症患者时，血压不高者，取内关、水沟、三阴交；血压高者，水沟用四神聪代替，加风池。

第五章

人迎脉口脉法与针刺

切脉是中医学诊察疾病、识别病情的特色手段之一，也是针灸临床经脉辨证的重要手段，《灵枢·九针十二原》讲："凡将用针，必先诊脉，视气之剧易，乃可以治也。"

今天中医临床脉诊主要是或者说仅限于寸口三部九候脉法，即桡骨茎突定关，关前为寸，关后为尺，是为三部，再各取浮、中、沉即得九候。而历史上的三部九候脉法还有一种，就是上、中、下三部，三部各有天、地、人三候。这种脉法主要用来诊断脏腑的寒热虚实，是脏腑辨证的重要依据，对于针灸的临床应用有一定帮助，但《内经》中记载的经脉辨证，主要是《灵枢·终始》篇中的人迎脉口脉法，这种脉法主要应用于十二经脉的辨证。除此之外，李时珍《奇经八脉考》论述了气口九道脉法，这种脉法特色是奇经八脉的辨证。人迎脉口脉法和气口九道脉法这两种脉法后世沿用甚少，几乎失传。坊间窃论的"人迎脉口脉法"，直接指导针灸临床有桴鼓相应之效，但却很少被人正视，以至于《灵枢》中的"凡刺之道，毕于终始……天道毕矣"之精论蒙尘着锈，掩于一隅。在此以《灵枢·终始》篇为依据，重点介绍人迎脉口脉法的经脉辨证，以指导针灸的临床应用，补充针灸学的辨证体系。

第一节　人迎脉口脉法

《灵枢·终始》篇云："凡刺之道，毕于终始。明知终始，五脏为纪，阴阳定矣。阳者主脏，阴者主腑。阳受气于四末，阴受气于五脏。故泻者迎之，补者随之，知迎知随，气可令和。和气之方，必通阴阳……终始者，经脉为纪。持其脉口人迎，以知阴阳有余不足，平与不平，天道毕矣。"此处讲针刺之天道关键在于把握经脉，判断阴阳有余与不足。

《灵枢·经脉》篇记载，肺手太阴之脉，盛者寸口大三倍于人迎，虚者则寸口反小于人迎也；大肠手阳明之脉，盛者人迎大三倍于寸口，虚者人迎反小于寸口也；胃足阳明之脉，盛者人迎大三倍于寸口，虚者人迎反小于寸口也；脾足太阴之脉，盛者寸口大三倍于人迎，虚者寸口反小于人迎也；心手少阴之脉，盛者寸口大再倍于人迎，虚者寸口反小于人迎也；小肠手太阳之脉，盛者人迎大再倍于寸口，虚者人迎反小于寸口也；膀胱足太阳之脉，盛者人迎大再倍于寸口，虚者人迎反小于寸口也；肾足少阴之脉，盛者寸口大再倍于人迎，虚者寸口反小于人迎也；心主手厥阴心包络之脉，盛者寸口大一倍于人迎，虚者寸口反小于人迎也；三焦手少阳之脉，盛者人迎大一倍于寸口，虚者人迎反小于寸口也；胆足少阳之脉，盛者人迎大一倍于寸口，虚者人迎反小于寸口也；肝足厥阴之脉，盛者寸口大一倍于人迎，虚者寸口反小于人迎也。

此处讲的十二经脉病变，反映于人迎脉与寸口脉的大小比较。总体来说，太阴、阳明脉病，人迎脉、寸口脉大小差距为三倍；少阴、太阳脉病，人迎脉、寸口脉大小差距为二倍；厥阴、少阳脉病，人迎脉、寸口脉大小差距为一倍。

类似的脉象及其大小差别比较也出现在《灵枢·终始》篇里，在这里以脉为纲，讨论脉象主病。

人迎一盛，病在足少阳；一盛而躁，病在手少阳。

人迎二盛，病在足太阳；二盛而躁，病在手太阳。

人迎三盛，病在足阳明；三盛而躁，病在手阳明。

人迎四盛，且大且数者，名曰溢阳，溢阳为外格。

脉口一盛，病在足厥阴；一盛而躁，病在手心主。

脉口二盛，病在足少阴；二盛而躁，病在手少阴。

脉口三盛，病在足太阴；三盛而躁，病在手太阴。

脉口四盛，且大且数者，名曰溢阴。溢阴为内关，内关不通，死不治。

这紧随前后的两篇经文关于经脉病的脉象变化和各种脉象所主病候完全一致，唯一不同的是《灵枢·终始》称"脉口"，《灵枢·经脉》称"寸口"，其他书中也有称为"气口"的。

那么，这里所说的人迎脉口在哪里？《脉经·两手六脉所主五脏六腑阴阳逆顺》篇引《脉法赞》云："肝、心出左，脾、肺出右，肾与命门，俱出尺部。魂、魄、谷、神，皆见寸口。左主司官，右主司府。……关前一分，人命之主，左为人迎，右为气口。……察按阴阳，谁与先后。阴病治官，阳病治府。"此处明确指出关前一分左为人迎，右为气口（脉口）。《灵枢注证发微》也说："盖右手寸部曰脉口，左手寸部曰人迎，持其脉以诊之，则阴阳诸经之虚实平否，皆可奉天道以知之矣。"这就说明，早期的脉诊是很重视仅在两手"寸部"诊候六经病证的。

由此也可以看出，人迎主阳，脉口主阴，即左手寸部主候阳经病证，右手寸部主候阴经病证。这似乎与平时所说的左属阴、右属阳相悖。如比较有名的中药方左归丸（饮）补阴，右归丸（饮）补阳；三部九候脉法中左手寸关尺主候心肝肾，属阴属血，右手寸关尺主候肺脾命门，属气属阳。但其实不然。左阴右阳确有其实践基础，现代医学认为左脑具有语言功能，擅长逻辑推理，主要储存人出生后所获取的信息、知识；右脑控制着自律神经与宇宙波动共振等，和潜意识有关。这里且不论谁阴谁阳，但至少表达了左右的差别。中医学认为阴阳互根互用，阴中有阳，阳中有阴；阴根于阳，阳根于阴；阴生于阳，阳生于阴。因此，属于阴的左手寸部脉主候阳病、属于阳的右手寸部主候阴病也就不难理解了。而在临床上左脑损伤则右半侧肢体活动不灵活，右脑损伤则左半侧肢体活动不灵活，这里或多或少可以类证人迎脉盛病在阳、脉口脉盛病在阴。

人迎、脉口的定位问题解决了，但其"几盛"该如何判定呢？《灵枢·终始》篇讲"人迎一盛，病在足少阳""脉口一盛，病在足厥阴"。《灵枢·经脉》云胆足少阳之脉，"盛者人迎大一倍于寸口，虚者人迎反小于寸口"；肝足厥阴之脉，"盛者寸口大一倍于人迎，虚者寸口反小于人迎"。显而易见《灵枢·经脉》篇是人迎与寸口之间比大小，而《灵枢·终始》篇的"几盛"是如何确定的并不明朗。在这里要强调的是，两篇经文中"盛"字的含义并不等同。《灵枢·经脉》文中的"盛"指虚实证候的实证，《灵枢·终始》篇的"盛"指的是脉搏比较旺大。《灵枢·经脉》之"盛"是实证与虚证对列，讨论的是经脉病候的实证特点，《灵枢·终始》以人迎脉还是脉口脉旺盛的程度来推测病变所在的部位。那么旺盛的程度，判断依据在哪里？以谁为参照对象？有人认为是左右手之间的比较，但这在临床是不实际的，很难见到也很难想象某一个病证出现左右手寸口脉大小差别很大的情形。现在有一种观点为多数人所接受，那就是以"关"部为参照对象，比较人迎、脉口的几盛。

首先，左右手寸部之间相互比较，确定是人迎盛还是脉口盛。若左手寸部明显大于右手寸部，那么这就是人迎脉盛；反之，若是右手寸部明显大于左手，就是脉口脉盛。然后根据寸脉与关脉的大小幅度来确定

"几盛"的度。寸小于关为一盛，寸与关等齐为二盛，寸大于关为三盛。譬如：通过左右手比较，右寸脉显大于左寸脉，那么就可以确定是脉口盛；再比较右寸与右关的大小旺盛程度，若寸小于关则为脉口一盛，寸与关等齐为脉口二盛，寸大于关为脉口三盛。若左右手比较，左寸脉显大于右寸脉，那么就可以确定为人迎盛；再比较左寸与左关的大小旺盛程度，若寸小于关则为人迎一盛，寸与关等齐为人迎二盛，寸大于关为人迎三盛。如此即可明了病变所在之经脉了。

病位明确，即可针刺治疗。

第二节　人迎脉口与针刺

以上经文，根据脉象判断病变经脉，进行针刺治疗，是一气呵成的。《灵枢·终始》云："人迎一盛，泻足少阳而补足厥阴，二泻一补……人迎二盛，泻足太阳补足少阴，二泻一补……人迎三盛，泻足阳明而补足太阴，二泻一补……"补泻法度非常明确。下面，取什么穴位进行补泻呢？我们根据《内经》"五脏有疾，当取之十二原"和《难经》"虚者补其母，实者泻其子"的观点，在五输穴及原穴进行针刺治疗。详列于下。

人迎一盛，泻足少阳补足厥阴，二泻一补：泻足临泣、阳辅，补曲泉、大敦、太冲之一；一盛而躁者，泻支沟、天井，补中冲、劳宫、大陵之一。

人迎二盛，泻足太阳补足少阴，二泻一补：泻足通谷、束骨，补复溜、阴谷、太溪之一；二盛而躁者，泻阳谷、小海，补少冲、少府、神门之一。

人迎三盛，泻足阳明补足太阴，二泻一补：泻足三里、厉兑，补大都、太白之一；三盛而躁者，泻商阳、二间，补太渊、经渠之一。

脉口一盛，泻足厥阴而补足少阳，二补一泻：补侠溪、足临泣、丘墟之二，泻大敦、行间之一；一盛而躁者，补中渚、阳池、支沟之二，泻劳宫。

脉口二盛，泻足少阴而补足太阳，二补一泻：补至阴、足通谷、京骨之二，泻阴谷、涌泉之一；二盛而躁者，补后溪、腕骨、阳谷之二，泻少府。

脉口三盛，泻足太阴而补足阳明，二补一泻：补内庭、陷谷、冲阳之二，泻商丘；三盛而躁者，补曲池、商阳、合谷之二，泻经渠、尺泽之一。

《灵枢·终始》篇中，论人迎脉口脉法辨经络，并没有指出具体的选穴。以上针刺选穴，只是在五行生克理论指导下的五输穴的选穴方法，仅供参考。《内经》及《难经》中另有五输穴的应用方法，如：病在脏者，取之于井；病心下满者，取之于井；病变于色，取之于荥；病身热者，取之于荥；病时间甚者，取之于输；身重节痛者，取之于输；病变于音，取之于经；喘咳寒热者，取之于经；病在胃，因饮食不节得之者，取之于合；逆气而泄者，取之于合。经络辨证明确后，穴位的选择，应该在所选经脉上，选取与疾病的症状、穴位的主治相合的穴位，作为主穴，效果更佳。以上选穴，在临床上应结合病情，灵活运用，不能拘泥于理论。

不论是人迎脉口脉法，还是三部九候脉法，抑或是气口九道脉法，都是古代先哲以局部测知整体的智慧之举。古代虽无"全息"之说，但现今所谓的"生物全息律"说的就是这一套方法。不但各种脉诊如此，舌诊、面部五色望诊、眼部五轮学说乃至于当今流行的耳针、头针、眼针、脐针等各种微刺针法，都是这一"全息"法的实际应用。

由此而言，人迎脉口脉法和三部九候脉法是各成体系的脉诊手段，不应该将人迎脉口脉法中的人迎、脉口（寸口、气口）与三部九候中的人迎、寸口相混淆。

《内经》至今承传千载，微言大义深奥难决，今古文字演变，文意亦变。对古典经文的理解稍有粗疏，即有缺失，以至于很多精意奥旨仍未被今人完全解透。对人迎脉口脉法与针刺的破译，将会对进一步深入钻研古典医籍有着更大的启迪意义。

第六章
临床经验

飞龙针法是《内经》治神针法，其特点是调通任督，疏通经络，培育元气，治病和养生结合，是治本之法，相比其他治标针法治疗时间长。现在流行的一针疗法、快针疗法，笔者个人认为是解决症状的治标之法，多只能解决轻病、新病、浅病。

《针灸大成》著者杨继洲先生有一段论述，叙理精到，谙乎针灸心法。杨氏说："病着于经，其经自有虚实耳。补虚泻实，亦自中病也。病有一针而愈，有数针始愈。盖病有新、痼、浅、深，而新浅者，一针愈，若深痼者，必屡针可除。"

因此，本篇论病治法，既有一针疗法，也有飞龙治本之法，临床应依据疾病病机合理选用相应针法，以达到最佳疗效，标本同治。

第一节　感冒

感冒是临床最常见病，中医认为是外感六淫所致，西医认为是感染病毒，继发细菌感染所致。外感六淫，不同邪气症状不同，传变也不同。本篇着重论述外感早期的针灸治疗。

感冒早期，其病因总体来说不外寒、热两大类。无论寒热，早期总有一分恶寒，所以，古人总结说："有一分恶寒，便有一分表证。"感冒越早治越好。感冒早期有喷嚏、鼻塞、恶寒等症状，若治疗方法正确，几分钟即可解决，一旦发热、咽喉肿痛、咳嗽，治疗时期就延长了。

一、早期感冒

取合谷主穴，列缺、风池、风门辅穴，用极浅刺手法。具体方法参见十八罗汉穴解列缺一节。

若有出汗、咽干风热之征兆，用极浅刺上挑，即泻法，也叫极浅刺制凉法。大多数患者经治后，5分钟内即症状消失。若恶寒重，伴喷嚏、流清涕，先用极浅刺上挑之泻法，解表散寒；待恶寒除，再用极浅刺下压之补法，温阳祛寒。

风热、咽干者，可用白萝卜加梨皮、香菜煮水喝以善后。风寒者，用白萝卜、生姜、葱白煮水喝。应多休息，饮食清淡。

风寒感冒早期，艾灸效果也非常好。大椎、风池、印堂，用艾条悬灸多有传导反应，大椎、风池多为向头颅及头颈传热，印堂多向额头扩散。当灸至传热消失，局部皮肤发烫，则停止艾灸，多数患者可一次治愈。

二、风热感冒

风热感冒的临床表现为恶寒发热，咽喉肿痛，咳嗽。先在合谷、列缺浅刺解表，如在肺经逆经快速浅刺，以泻肺热，宣肺解表；也可加风池、风府、风门、肺俞，极浅刺祛风解表。咽喉痛轻者，在三商穴、鱼际极浅刺泻热，大多数可在几分钟内消除；咽喉痛重者，在三商穴刺血、大椎放血、鱼际泻法，以泻肺热；病程久时，可辨证选方用药，配合针灸治疗。

三、风寒感冒

恶寒不发热，背痛，周身关节酸痛者，先在合谷、列缺极浅刺上挑解表2分钟，然后极浅刺下压以温阳祛寒，再在阳池点刺下压飞龙通督，当热感从命门上达百会时，诸症即刻消失。咳嗽者，按后面咳嗽篇治疗。

发热是感冒重要症状，也是必须要解决的。先在合谷、列缺极浅刺上挑，以解表清热；再在两肺经逆经快速浅挑，以泻肺热；然后在退热穴（食指与中指根之间赤白肉际处，靠近中指根）极浅刺上挑。经上治疗，低热者，多数可汗出而解。高热者，十宣放血、三商放血，大椎向下五节，将皮肤捏起，每节逐一用三棱针点刺放血，身柱穴用透天凉泻。也可在上述相关穴位刮痧后刺血。

介绍一小儿退热外用药，三个内服方药。

（一）外用药

小儿退热散：细辛 10g，生大黄 30g，山栀 20g，冰片 3g，芒硝 10g，胡椒 10g，杏仁 20g。共研细末，用时米醋调敷涌泉。

（二）内服方

内服方一：柴胡 10g，黄芩 40g，金银花 10g，连翘 10g，大青叶 10g，板蓝根 10g，僵蚕 6g，蝉蜕 6g，甘草 6g。水煎服，日一剂，早晚分服。

内服方二（三草五根汤，治高热且医院检查无严重感染者）：金银花 10g，鱼腥草 10g，大青叶 10g，芦根 20g，山豆根 15g，桔梗 10g，白茅根 20g，葛根 15g，生石膏 30g，滑石 30g，甘草 10g。水煎服，日一剂，早晚分服。

成人内服方三（速效退热，柴胡桂枝汤加生石膏）：柴胡 24g，黄芩 15g，姜半夏 25g，生姜 50g，党参 30g，炙甘草 15g，生甘草 15g，桂枝 30g，炒白芍 30g，大枣 18 枚，生石膏 80g。水煎服，日一剂，每天服用 2~3 次。

第二节　咳嗽

咳嗽是临床常见症状之一，中医分为外感咳嗽与内伤咳嗽两大类。外感咳嗽，主要分风寒、风热。内伤咳嗽，分虚与实，虚主要为肺气虚，实主要是脾虚生痰，痰浊壅肺。

针灸治疗外感咳嗽，先按感冒辨证解表宣肺，后加经渠、尺泽、孔最、风门、肺俞以治咳。寒用温补针法，热用凉泻针法，痰多加太渊、丰隆。治咳还有一个经验穴，此穴在手太阴肺经线上，腕横纹上2~4寸皮色发暗处或痛点为最佳选穴位置，此穴治疗咳嗽疗效好。天突穴治咳嗽必须沿胸骨向下刺入1~1.5寸，一针见效。解溪穴在平衡针法里为治咳穴。

内伤咳嗽，用五气朝元，斡旋中土。肺气虚者，加气海、膻中，飞龙通督，膻中治神，以治本。亦可选治咳穴、孔最、尺泽以治咳。若痰浊壅肺，取太渊、双侧丰隆，五气朝元加中脘治神，加强健脾化痰之效，也可加上巨虚、下巨虚，以通肠腑，以助降肺止咳。

慢性咳嗽长达3个月以上，每遇受寒加重者，多为肺有寒饮，若在命门、至阳、大椎艾灸有传热反应，可悬灸通督，以温阳化寒。肺俞、中府也有反应，可灸之以温肺止咳。当穴位灸至传热反应消失，局部皮肤发烫，一次艾灸即结束。

感冒后期的止咳方药，以止嗽散疗效为好。慢性咳嗽，属寒饮者，小青龙加石膏汤效果佳。如果临床疗效不佳，可应用中医辨证用药，或采用西医检查。方法平等，应机为止，治病以人为本，以疗效为目标，不可执着于学术派别，应相互参合，确定最佳治疗方案。

第三节　哮喘

哮喘，病位在肺，病本在肾。病机为宿痰内伏于肺，复加外感、饮食、情志、劳倦等因素以致痰阻气道、肺气上逆。发作期临床证型分寒哮、热哮两大类，缓解期则分为肺虚、脾虚、肾虚三型。

针灸对哮喘急性发作有很好的治疗作用。一般临床所用穴位有：天突、膻中、鱼际、孔最、定喘、大椎、内关、身柱、扶突、关元等。急性期配方：孔最、鱼际、太溪、神阙。

孔最是手太阴肺经郄穴，对哮喘急性发作确有实效。鱼际配太溪出自《灵枢·五乱》："乱于肺，则俯仰喘喝，接手以呼……气在于肺者，取之手太阴荥，足少阴俞。"手太阴荥穴鱼际通阳气而平喘，足少阴输穴太溪温元阳而纳气。

对过敏性哮喘、过敏性鼻炎、荨麻疹，在神阙拔罐有效。方法是：拔罐 5 分钟即将罐取下，再拔 5 分钟再取下，每次连拔 3 个 5 分钟，每日拔罐一次，坚持拔 2~3 个月。缓解期：五气朝元加气海、膻中、中脘、列缺、通里、孔最、鱼际、太溪。五气朝元，斡旋中土，后天补先天，使土生金而补肺气。当丹田发热，培元固本，可纳气平喘。当飞龙通督后，依次治神膻中、中脘、气海，配合列缺、通里，通任脉，降肺气。孔最、鱼际、太溪相配，标本兼治。

艾灸对本病有很好疗效。大椎、至阳、命门、肺俞、神阙多有热传导或扩散、深透等艾灸反应。故为艾灸最佳取穴。

（1）大椎、至阳、命门穴，循经往返灸和接力灸，振奋督脉阳气，可有热感沿头项背腰督脉传导。灸至热感消失。

（2）肺俞双点温和灸，可有热感透至胸腔或扩散至整个背部，并向上肢传导。灸至热反应消失，穴位局部发烫停止。

（3）神阙穴温和灸，可感热透腹腔。灸至反应消失，局部发烫停止。每天 1 次，10 天一个疗程。

第四节　胃痛

胃痛是各种胃病伴随的最常见的症状，本节介绍的是最常见胃病的治疗。在治疗的同时，先止痛，解决患者痛苦是当务之急。止胃痛穴位很多，下面根据临床实效者一一介绍。

一、至阳穴、灵台穴

胃痉挛疼痛时，至阳或灵台多有痛觉敏感反应，指压至阳、灵台穴，短则3~5秒，长则3~5分钟，多能止痛。本法出自《内经》。

《灵枢·杂病》曰："心痛，当九节刺之，按，已刺按之，立已；不已，上下求之，得之立已。"心痛包括心口疼痛，即胃痛。九节并非第9胸椎棘突下筋缩，而是第7胸椎棘突下之至阳穴。一般低头时出现的第1节是第5颈椎，因此，下数到第9个即是第7胸椎，其下即至阳穴。

二、中脘穴

中脘是胃的募穴，针刺中脘穴对急慢性胃痛都有效，对急性胃痛效果尤其好。止胃痛一般要深刺至2~3寸，如此才有更好效果。中脘下部是胃，没有危险。

三、足三里穴

"肚腹三里留""合治内腑"，用足三里治疗胃病和胃痛是常识。《灵枢·五邪》曰："邪在脾胃，则肌肉痛；阳气有余，阴气不足，则热中善饥；阳气不足，阴气有余，则寒中肠鸣腹痛；阴阳俱有余，若俱不足，则有寒有热，皆调于三里。"

所有脾胃病、六腑病，不论寒热虚实，都可用足三里治疗。

四、公孙穴、内关穴

"公孙内关胃心胸"，公孙配内关是治疗胃、心、胸疾病的经验配方。另外，止胃痛穴位还有很多，如梁丘、鱼际、全息、胃穴（第2掌骨中点、尺泽与太渊连线中点）等等。临床应用时，在以上穴位点按，痛觉敏感的是最佳选穴位置，针刺效果好。

疼痛缓解后，新病多一次治愈，慢性病还当治本，用五气朝元，加公孙、内关、中脘，意守中脘治神。经上治疗后大多数患者胃脘部会有发胀，或发热，或发痒，或隐隐作痛的气化反应，这种反应的特点是：注意力集中则气化反应加强；注意力分散，则气化反应减弱。当意守中脘到达一定程度时，气感会自然下移小腹。小腹部发热后，在公孙烧山火，飞龙通督，将真气从印堂下引中脘，继续守神留针，会彻底治愈常见胃病。

第五节　呃逆

呃逆，俗称"打嗝"，在《内经》中叫"哕"，为临床常见症状，轻者常可自止，若见于各种急慢性重病中，常顽固难愈，称为"顽固性呃逆"。常规针刺处方是中脘、内关、足三里，再加上膈俞。经治后多数能治愈，但小部分仍然无效。

一、攒竹穴、翳风穴

顽固性呃逆，按下攒竹穴稍下的眶下缘，按压时让患者深吸一口气，然后屏住呼吸，多能立即止呃。以上法按压翳风穴，也有良效。

二、太渊穴、太溪穴

《灵枢·口问》："黄帝曰：人之哕者，何气使然？岐伯曰：谷入于胃，胃气上注于肺。今有故寒气与新谷气，俱还入于胃，新故相乱，真邪相攻，气并相逆，复出于胃，故为哕。补手太阴，泻足少阴。"手太阴者，太渊；足少阴者，太溪。

三、乳中穴、中魁穴、神阙穴

《卫生宝鉴》《万病回春》《景岳全书》等书都曾言及呃逆不止，灸乳下黑尽处或乳根有奇效。

中魁穴是经外奇穴，有降逆止呃作用，主治噎膈、反胃、呕吐、呃逆，多用灸法，也可针刺。神阙，位人中土之位，联导十二经；麝香通行十二经。气郁之实证呃逆，常规方法无效时，取麝香0.5g贴脐，常有奇效。

还有一法是笔者夫人经验，在胸骨下3分之处进针，得气后，沿胸骨皮下向剑突方向缓缓平刺3寸，常常一针解决，仅供参考。

第六节　腹痛

腹痛，俗称"肚子痛"，是常见的临床症状，多见于消化系统、泌尿生殖系统疾病。上腹部包括了脾、胰腺、胃、胆囊，脐周包括小肠、下腹两侧输尿管、大肠、阑尾。整个腹部内有众多脏器，有些腹痛属于急腹症，不可拘泥于中医，当参照西医检查做出正确诊断，必要时中西医结合进行治疗。针灸对缓解疼痛有确切疗效，可早期介入，进行针灸与中药辨证，必要时配合西医手术、药物综合治疗。以下介绍针灸疗法。

（1）胃脘部按胃痛篇进行治疗。

（2）左上腹痛急性发作，伴发热、恶心、呕吐、血与尿淀粉酶升高，是重症、急症，西医称为急性胰腺炎，多数预后好，少数为出血坏死型，病死率高。

针方：公孙、内关、足三里取左侧，用泻法；中脘亦用泻法；地机取双侧，重泻左侧。大多数患者左侧地机压痛非常明显。可配合大柴胡汤治疗。

（3）右上腹痛不适，呈胀痛或闷胀感，可向右肩部放射，多伴口苦，症状多在食油腻及情志不畅后发作加重。还有右上腹绞痛，口苦，向右背放射。《素问·脏气法时论》曰："肝病者，两胁下痛引少腹，令人善怒……取其经，厥阴少阳。"

针灸配方：①急则治标，先止痛。取右侧胆囊穴，用泻法，多能一针止痛，可配同侧足临泣、阳陵泉、丘墟透照海。②止痛后，选龙胆泻火针法，清肝利胆，除湿化浊。方：肩井（双侧）向颈方向平刺1寸，右胆囊、左丰隆、中脘、下脘下2分、下脘、水分、上风湿点并刺两针。也可在脐部巽、震位刺两针。上方可清中焦湿热，配上巨虚、下巨虚、曲池，清全身湿热。

本针法为泻法，针后大部分患者会有上腹部发凉、发空的感觉，起针前补中脘发热，结束。

（4）右下腹转移性痛，多数先胃痛，后慢慢向右下腹移动，固定于右下腹痛，且有压痛、反跳痛，中医称为"肠痈"，西医诊断为阑尾炎。若严重时，整个腹部发硬，压痛、反跳痛，参合西医，必要时手术治疗。

对于早期疼痛，或慢性肠痈患者，可用针灸配合中药方剂（大黄牡丹汤、附子薏苡败酱散）治疗。

针方：龙胆泻火针法（见上节），加上巨虚、下巨虚；右侧阑尾穴用泻法；局部皮肤寻找痛觉敏感点，皮下浅刺（止痛效果好）。收针前，补中脘发热，结束。

（5）急性发作腰肋向少腹绞痛者，多为单侧。发于右侧者，须与肠痈鉴别。此病为中医"石淋"，西医诊断为尿路结石肾绞痛。针灸止痛效果非常好，大多数针入痛止。

急性期：在患侧腰肋、少腹寻找皮肤敏感点，慢慢对比，找准确，用毫针刺入皮肤浅表层，捻转轻轻上挑，多数立即止痛。在中渚穴上下找痛点，1寸针刺入用泻法。大多数患者在患侧太溪也有痛点、敏感点，用泻法。

缓解期：止痛后到医院行B超检查，若结石直径大于0.9cm，可先碎石，再用中药排石汤排石。

针方：五气朝元加太溪、中极、水道、曲泉、阴陵泉。飞龙通督后，守中极治神。肾俞用梅花针叩刺后拔罐，隔日一次，有助于排石。多食核桃、胡桃补肾，可治石淋。猫须草做茶饮，也有助于排石。少吃辛辣刺激食物，多饮水。

（6）小腹痛。女性经期小腹痛，是痛经。治痛经穴位很多，董氏三叉三一针，可立即止痛。三阴交、膻中、丘墟稍下女福穴、骶尾骨痛点皆可治痛经，若合于九元气血针效果更好。

女性小腹剧痛，若为生育期女性且闭经 3 个月左右者，当考虑宫外孕，可用开四关配合昆仑、足三里、三阴交化瘀止痛，严重者应到医院接受手术治疗。

若男性患者小腹痛，小便不畅，中医诊断为"癃闭"，西医诊断为前列腺疾病。五气朝元加中极、曲骨三针、三阴交、水道、阴陵泉，中极治神，效果确切良好。

若小腹痛，腹股沟肿胀，多为小肠疝。将臀部与腰抬起，轻轻揉按，使小肠入腹内，则疼痛消失。再用五气朝元加合谷、百会补中益气，也可用补中益气汤加减治疗。

第七节　胸痹（心绞痛）

胸痹属中医内科范畴，包括了心、肺、胸腔疾病，也包括西医之心绞痛。针灸对胸闷、胸痛有很好的疗效。

心绞痛表现为胸骨上中段后方压迫感或疼痛，有时可稍偏左，也可广泛涉及心前区，伴有恐惧感，面色苍白，冷汗频出。疼痛多持续 2~3 分钟，一般不超过半小时。进行针灸治疗，可立即缓解。若心肌梗死，上述症状重且持续难以缓解，手足冷，出冷汗，是危象，须针药结合，或中西医结合抢救。

治疗胸痹，中医主张心肺同治。

急性期：取第 2 掌骨心肺穴，常常一针缓解。心率有变化时，配左内关、间使，胸痛重配至阳、左天宗。这些一针缓解症状的疗法，不必过于宣扬，因为很少有慢性病能一针治愈，若拘泥于一针治病，就会在治病的本质上失真。缓解症状后，整体辨证配方，从疾病根本上治疗。标本兼治、急者治标、缓则治本，是几千年中医人总结的治病大法。一针还是多针，需要依病程、病机等具体情况而定。

缓解期：取五气朝元加左内关、左间使、左大陵、左心肺穴，关元穴治神。当飞龙通督后，关元继续治神，培育元气，元气足则心气足，心动有力，血脉通畅。

若脉形有变，如结代，可加太渊；若心悸失眠，加神门、手失眠穴（与心肺穴平齐）、心肺穴；若瘀血阻络，配合舌下刺络放血。舌下放血配合特殊中药内服，会有纤维样丝状、细绳状物从切口排出。现在社会上流行叫"舌下排栓"。

刺络放血对瘀血型患者来说是首选，除了舌下，十二井穴、耳尖，或局部瘀络都是放血排瘀之处。放血后可用毫针调气，疏通经络，培育元气以善后。通任督对这种病有十分重要的意义。

当然，中医治病，常针药养三结合，即针灸、方药、养生都要重视，如此才会更好、更彻底地治愈慢性病。除了正常保持心情愉悦，清淡饮食外，按中医气功进行锻炼，静中求动，活跃真气，对慢性病康复很有用。飞龙针法通任督后，患者已是丹田发热。只要让患者每天休息前，注意力放在小腹，保持小腹温热的感觉，放松入静，就能培育元气，疏通经络。

方药按中医辨证选用瓜蒌薤白桂枝汤、瓜蒌薤白半夏汤、血府逐瘀汤、生脉饮、参附汤，加葛根、丹参、水蛭、地龙。后期用金匮肾气丸加减调理。

第八节 眩晕

眩晕是中医内科病，见于西医高血压、低血压、颈椎病、内耳疾病。本节主要介绍由高血压、低血压引起的眩晕的针灸治疗。

一、高血压眩晕

高血压患者除了头晕，多在太阳穴、脑后发涨痛，头重脚轻。大多数患者有两手寸脉盛大，上冲鱼际的表现。若出现脉盛大且滑，或整体三部脉弦大者，多为老人动脉硬化，且为高压偏高，也有一部分脉沉实滑有力者，多为血脂高，血液黏稠，多见于中年人。低压偏高，多见于管理层次、老板人群。

针灸配方：两手寸脉盛大上鱼际者，用开四关加曲池、昆仑，加阳明针法，以平肝潜阳，降气理血。合谷配曲池，通泻大肠湿热，肠腑降，肺气降，亢阳得制，升降平衡。曲池降压临床验证疗效确切。阳明为阖，手阳明与足厥阴别通，故皆为阖。阖者，阴阳相合之义。故合谷配太冲，针界称四关穴，是治疗高血压的基础配方。太冲为肝经原穴，平肝阳，肝经上达头颅，故有"头颅太冲求"之说。高血压脑后痛，太冲穴效果好。太冲透涌泉，先泻后补，泻则平肝阳，补则降气，潜阳入肾。太冲配昆仑，引肝经之气入太阳与督脉，阴合阳也。昆仑穴为足太阳膀胱经经穴，此穴能引巅顶太阳经气下达于足，与少阴相合，阳合阴也。升降立，气血通，清阳者升，浊阴降，自然神清气爽，眩晕除，血压自平。再配以足三里、陷谷透涌泉，引阳卫气合入少阴，也可加泻上巨虚、下巨虚、丰隆通利肠腑，加神门、迎香。这样内合足三里、神门、迎香、耳心穴、耳肺穴、耳神门镇静六穴。心神安则静，阴阳合，气血顺，五脏安和。昆仑透太溪，太冲透涌泉，陷谷透涌泉，皆含阴阳升降之妙义。

以上针法适用于各种高血压眩晕。若老年人动脉硬化，加太渊、右内关、左间使、双太溪；若痰浊瘀血甚者，多泻上巨虚、下巨虚、丰隆，配合舌下放血排瘀。后期可取阳明针法，在曲池穴飞龙通督，治神于关元，或涌泉，引气归元，滋阴潜阳，交通心肾。

患者应注意饮食清淡，多食芹菜、萝卜、海带、秋葵，多散步，可练太极拳或站桩，也可练中医静功，以放松身心。

中药方常有镇肝熄风汤、羚羊钩藤散、半夏白术天麻汤，临床辨证选用。

二、低血压眩晕

低血压头晕，常伴疲劳，下蹲起坐后轻则多眼冒金星，重则眼前发黑，头昏蒙不清，记忆力不好，饮食无味，食欲不佳，且天热时加重，劳累后加重，测血压多为 90/60mmHg，甚至 85/50mmHg，脑电图提示脑供血不足。临床观察，主要以中气下陷为主，伴有心肾阳虚。

三十年来，我多用补中益气汤合参附汤加枳壳、山萸肉、仙鹤草治疗，疗效确切。

针方：五气朝元或九元气血针，加合谷、百会或升提穴（百会前 1寸）、素髎、人中、内关、阳池。在阳池飞龙通督，印堂治神。最后留于中脘治神，结束。

针药结合，治疗低血压，效果更好。

低血压患者忌多食芹菜、萝卜、海藻、秋葵，提倡晨练升阳气，慢跑做有氧运动。禁食生冷食物，是因为低血压患者多为心脾阳虚，生冷食物会更伤阳气，使清阳不升，脑气不足。低血压虽无太大危险，却影响生活质量和工作效率。临床常见中学生血压低者，脑供血不足，记忆力差，严重影响了学习，很多因此不能深造学习，而许多家长浑似不知，这应该引起家长和学校的重视。

第九节　消渴

消渴为中医内科病，分上、中、下三消，上消可见口干渴，多饮，多为肺气阴双亏；中消可见善饥消谷，多为胃热；下消多溲，三消共见形体渐瘦，疲乏无力。西医甲亢、糖尿病多数为三消范畴。但也有相当一部分糖尿病患者形体肥胖但饮食并不多。

一、甲亢

中医针药结合，治疗效果很好。

甲亢本质是肝郁化火，耗伤肝阴，故多用中药丹栀逍遥散合六味地黄汤，加玄参、生地、夏枯草、贝母、牡蛎、荔枝核、海浮石、僵蚕、珍珠母、地骨草、忍冬藤。

针方：选穴合谷、太冲、阳陵泉、列缺、照海、中脘、太溪、内关、神门、液门、外关、阳池。合谷、太冲、阳陵泉用泻法，列缺用补法，照海、太溪先补后泻，阳池飞龙通督，外关透内关用一气化瘤针法泻，右阳陵泉也用化瘤针法泻。液门行三焦水，使气化蒸腾，止口干。内关、神门、安神补心，以治心率过快。只是飞龙要少，飞龙只是阳中求阴，多飞则阳亢。故飞龙后，在中脘治神，以培土生阴。

此病疗程长，要症状消除快，各项化验指标正常，也得百日。可一月检测一次，以确定疗效。

二、糖尿病

糖尿病是西医病名，笔者个人临床体会，如今脾虚者多，若早期一旦发现，立即用中药配合针灸治疗，一月之内多数患者血糖会调至正常范围，后期饮食、运动合理，远期疗效也好。若是用胰岛素，甚则多年用胰岛素的患者，疗效慢。

糖尿病临床常用药方有祝谌予的消渴方、白虎加人参汤、葛根芩连汤、乌梅丸、金匮肾气丸等，应依临床辨证灵活选用。

针方：五气朝元加董氏下三皇、双太溪、降糖穴、阳池透大陵、后溪透劳宫，灸背部胰俞、中脘、关元、涌泉治神；地机能调胰腺功能，董氏下三皇（肾关、地机、三阴交）善调内分泌失调而治糖尿病。若飞龙后中脘治神，真气转聚中焦，自然可调节胰腺功能。单用中药效果就很好，针药结合更相得益彰，配合理饮食，餐后运动，多数患者都能很好地控制血糖，改善体质，几十年也不会出现并发症。

第十节　乳腺增生

现代社会压力大，涉及工作、家庭等方面，女性更是承担工作与家庭的双重责任，加上女性特殊生理，因此，生理期前后情绪易于波动，或因压力造成情绪压抑。肝气郁结，肝郁化火，是乳腺增生、子宫肌瘤等增生性疾病的主要原因。

乳腺增生，针对病因，首先要引导患者放下精神负担，放松身心，保持愉悦心情，然后针药结合治疗，如此即会有很好疗效。

一、针方与药方

针方：取穴合谷、太冲、丘墟、阳陵泉、蠡沟、丰隆、外关、患侧董氏双龙穴、足三里、陷谷、地机、公孙、梁丘、血海。合谷、太冲，开四关行气导滞；左合谷配阳陵泉，化瘤针法化外瘤；丘墟、蠡沟原络相配加丰隆，化痰散结；董氏双龙穴专治乳房疾病，七星（即足三里、陷谷、地机、公孙、外关、梁丘、血海）造化斡旋中土；公孙飞龙通督，振奋阳气，助气化，以散结化瘤；外关透内关，外关行化瘤针法，行针法时，让患者轻揉患处。

药方以逍遥丸为主方，与吴启尧先生乳腺增生方合用。

吴启尧乳腺增生方：陈皮 80g，夏枯草 30g，王不留行 30g，丝瓜络 30g，皂角刺 20g，海藻 30g，甘草 30g，麻黄 5g。

若肝火旺，烦躁易怒，口苦失眠，用丹栀逍遥丸和消瘰丸加上方治疗。

附一：化瘤针

化瘤针法，对临床常见甲状腺肿、扁桃体肿、淋巴结结核、子宫肌瘤等良性小肿瘤有一定疗效，若配合辨证选方，针药结合，可明显提高中医治疗良性肿瘤的效果，现将流行的肿瘤针法介绍如下。

一切肿瘤，皆有形之痰瘀，为阴性物质。中医《内经》有言"阳化气，阴成形"，因此，化瘤针法第一步即温阳助阳。飞龙针法，应该是很好的温阳针法，可通调化督，使周天运转，阴阳互化，动生阳，静生阴。多运周天，全身皆热。郭啸天化瘤针法：气阴双虚引起的肿瘤，合谷配三阴交；实证采用合谷配太冲。另有化瘤针法为：外瘤左合谷配右阳陵泉，内瘤左合谷配右阴陵泉。

另外有足部相对点刺治疗法，主要治疗肿瘤、淋巴结结核及肺结核等。于双足内外踝（赤白线处）实施点刺术，不留针，内四针，外三针。内四针即以内踝尖下赤白线为准，前后 0.5 寸处各一针，再以这两针为准，前后 1 寸处各两针，共四针。外三针，外踝尖下赤白肉际为一针，在此针前后（注：脚趾方向为前，反向为后）各 1 寸处一针，共三针。其中，外踝尖下赤白肉际处又为子宫肌瘤点，也为降压点。

附二：洽瘤文献

《针灸大成》："胆经之穴何病主，胸胁肋疼足不举，面体不泽头目疼，缺盆腋肿汗如雨，颈项瘿瘤坚似铁。"

《针灸心法》："胆经原络应刺病，口苦胸胁痛不宁，髀膝外踝诸节痛，太息马刀侠瘿瘤。"

《针灸玉龙经·玉龙歌》："瘰疬由来瘾疹同，疗之还要择医工，肘间有穴名天井，一用金针便有功。"瘰疬相当于颈部淋巴结结核，或慢性淋巴结炎，其发于颈及耳后，形状累累如珠，历历可数，故名。多因肺肾阴阳虚，肝气久郁，虚火内灼，炼液成痰，痰气凝结而致。

《针灸资生经》："少海，疗腋下瘰，臂疼屈伸不得"。

《素问·病机气宜保命集》："瘰疬在颈两边，属足少阳。服药十余日后，可于临泣穴，灸二七壮。"

《古今医统大全》："瘰疬诸疮，肩井、曲池、大迎，肘骨少（并作灸）。"

二、各家针方

1. 肝经

乳房外上方有单一大结节，生气后加重。针灸穴位：太冲、太渊、合谷。

2. 冲任

乳房小结节，月经前后加重。针灸穴位：列缺、公孙。艾灸：气海。

3. 心包经

以乳头为中心有硬块盖住乳腺，与情绪有关，焦虑时加重。针灸穴位：大陵、阳池、膻中。

三、其他针法

1. 手臂三针

取穴：肘横纹下2~3寸。先扎手臂正中间一分为二处一针，然后两边各取正中间位置扎针（不管穴位）。

刺法：2寸毫针，针尖方向朝手指方向，没皮下平刺。留针可提插刺激，以插到没有阻碍为度。同时按摩患者乳房至结节消失或有黏稠液体排出。

平时家人用空心掌拍背部和病灶对应的位置。

2.髂骨上棘一针治法

取穴：髂骨上棘和膀胱经交汇处。

刺法：直刺（最好是沿骨面斜向下80°左后进针）。提插刺激，进针深度以有吸针的感觉为度。

3.臀部针法

让患者俯卧，在臀部轻揉寻找结节点，在结节点上进针，然后提插向四周散刺。

4.八卦针法

脐针治乳腺增生用艮、震、离三卦位。

5.八脉交会针法

取列缺，外关透内关。外关透内关轻滞针后，慢慢提至皮下，反复3次，留针皮下15分钟。取针后再操作一次。每次治疗共操作2次。

四、禁忌与预防

1.禁忌

乳腺增生禁忌包括：①孕妇不扎针；②经期一般不扎；③忌生气，忌焦虑，忌饮酒，忌寒凉。

2.乳腺增生的预防

乳腺增生的预防包括：①保持情绪稳定；②注意劳逸结合；③调整饮食，以清淡为主，少食辛辣之物；④定期复查；⑤多运动，防止肥胖，提高免疫力；⑥禁止滥用避孕药及含雌激素的美容品和食物；⑦避免人工流产，坚持哺乳，防患于未然。

第十一节　子宫肌瘤、卵巢囊肿

子宫肌瘤、卵巢囊肿属于中医癥瘕积聚及月经不调的范围，也属于西医的良性肿瘤。

中医认为，阳化气，阴成形，一切有形之病，大多以阳气虚为前提，继而出现肝郁气滞，痰凝血瘀。治疗这类病，需通四诊，并留意阳虚。临床治疗以行气化瘀、消癥散结为法，若有阳虚，要与温阳扶正相结合。另外，要顺应女性生理规律，比如在月经期，应当先行气化瘀，经后再温阳扶正。

治疗方法是针灸与方药并用。

一、方药

1. 温阳暖宫汤

紫蔻仁 20g，肉苁蓉 30g，吴茱萸 10g，小茴香 10g，肉桂 10g，附子 10g，半夏 10g，桂枝 20g，茯苓 20g，丹皮 10g，桃仁 10g，穿山甲 6g，橘核 10g，夏枯草 10g，三棱 6g，莪术 6g，昆布 30g，益母草 20g。

2. 宫瘤丸

穿山甲、白果、桂枝、白芍、丹皮、桃仁、当归、川芎、泽泻、白术、昆布、陈皮、三棱、莪术、鳖甲各 30g，云茯苓、黄芪、夏枯草、山药各 60g，蜈蚣 3 条，橘核 18g。

上药共为末，蜜丸如梧子大，每服 60 丸，白汤下，日 3 次，饭前服。重症 6 个月，轻症 3 个月即愈。

性能：味辛，性温，驱寒散结，补肾暖宫，理气养血。

功效：化瘀癥，通冲任，消子宫肌瘤，除卵巢囊肿。

效应：药后，患者可从二便排出腥臭物。

3．子宫肌瘤又方

海藻 45g，丹参 30g，瓜蒌 30g，橘核 20g，牛膝 20g，山楂 20g，赤芍 15g，蒲黄 15g，五灵脂 15g，三棱 10g，莪术 10g，延胡索 10g，血竭 10g，连翘 10g，山甲珠 10g，桂枝 10g，半夏 10g，香附 10g。

穿山甲冲服，主治子宫肌瘤，最多服药 65 剂，最少 15 剂可愈。

二、针灸

1．灸法

选痞根、卵巢、神阙、关元、三阴交。

2．针法

（1）经期：开四关，天门地户气化，加昆仑、三阴交、手指妇科穴、还巢穴、丘墟、蠡沟、丰隆、内踝下四穴、外踝下三穴。

（2）经后：九元气血针法加飞龙，加内四外三、妇科、还巢、丘墟、蠡沟、丰隆、阴陵泉。

内四穴刺入行泻法，不留针；外三穴扎一下捻捻拔出就行。

第十二节 不寐

不寐为中医病名，俗称"失眠"。本病是一种常见病，常由于精神过度紧张引起，可伴有乏力，易疲劳，记忆力减弱。中医认为阳不入于阴，则不寐。阳不入阴的原因，多肝郁化火，或心肾不交，或痰火扰心，或虚阳扰神。针灸对此病有很好疗效。如用少阴针法，引阳入阴，交通心神，有很好疗效。

具体取穴：合谷、列缺、通里、神门、印堂、迎香、足三里、陷谷透涌泉、太溪、太渊、太冲、太白、安眠穴（头部安眠穴一针，在风池与翳风连线中点；手安眠穴一针，在合谷与三间连线中点）、四神聪、神庭、本神。耳穴可取心、肺、神门，肝郁者用四关穴泻。

方解：依次扎合谷、迎香、足三里、陷谷透涌泉可引卫气从阳明下降合于足少阴，陷谷透涌泉，涌泉发热为气至。列缺、通里，通任脉；印堂安神，引阳入任脉；安眠穴助神庭、本神安神。太溪、神门、太渊、太冲、太白，五脏原穴从足少阴起依次相克而制，五脏活动减弱，处休息态。治神时，先治神印堂10分钟，再治神涌泉，以滋阴潜阳，交通心肾。

自我锻炼方法：散步，站桩，睡前多用温水泡足，多揉足指头，轻摩涌泉。

第十三节　头痛

头痛是一个症状，涉及许多病，如高血压、低血压、颈椎病、心脏病、颅内疾病等等，也有许多头痛，西医检查并无器质性病变。中医辨证头痛也分外感内伤。外感头痛，先解表，表证解，外邪除，头痛也自然消除。内伤头痛，中医分型如下：肝阳上亢型、风痰上扰型，多见于高血压；中气下陷型，肾气不足型，多见于低血压；瘀血阻络型，多见于慢性头痛。病程长者以及西医诊断为紧张性头痛患者，多为精神压力大所致，多见情绪不良。针灸止痛，确有神效，常常一针止痛，但不可对此渲染夸大，美其名曰一针疗法。止痛是治标之法，疼痛缓解后，还应进行中医辨证，参合西医诊断，针药结合，从根本上调理。这才是负责任的方法。本节介绍笔者个人一些止痛的经验。

一、颔厌穴

这个穴位治头痛的经验是我误打误撞得来的。大学刚毕业后有一次为患者针灸治头痛，记得书上说头维效果好，就取了所谓的"头维穴"，效果确实不错。后来一直针刺头维穴治头痛，绝大多数患者针入即痛止，特别是偏头痛患者。再后来辅导女儿考研，发现我扎的不是头维穴，而是颔厌穴，再后来看到刘农虞筋针疗法更确认这一点。颔厌穴，也是筋穴，此穴在额角，眉外上方发角处，口上下咬动时，有筋鼓动。扎此穴时在筋动明显处进针，向外上方平刺入 1~1.5 寸，留针 15~20 分钟。

二、太冲穴

太冲为肝经原穴，《内经》有言，营气在肝经循环，上达巅顶入脑合于督脉，下督脉到会阴。肝阳上亢，营气逆于上，不下行，轻则头痛，重则中风。凡脑后涨痛者，取太冲，或太冲与行间连线中点，董氏叫火硬，道家叫头痛穴，一针即效。先泻后补，下透涌泉，则涌泉发热。

三、昆仑穴

昆仑穴是太阳经络穴，太阳经气从巅顶沿项背下行达足跟，此穴能引巅顶太阳经气下行，故名为昆仑穴。头顶痛，多取昆仑穴，先泻后补。马丹阳天星十二诀中，太冲配昆仑为治头痛的有效配方。二穴降血压作用更好。

四、合谷穴

"颜面合谷收"，故头面部头痛，多取合谷。此穴还治鼻、眼、口、齿诸痛。

五、列缺穴

"颈项寻列缺"，感冒后头颈强痛，最适宜用列缺治疗，配合谷发散解表，则效果更强。

手针治头痛，效果也好，对于非医师人员，掌握后可保健应急。前头痛，取食指第1指关节阳面，近大拇指一侧，最痛点处；头顶痛，取中指第1指关节近拇指侧痛点处；偏头痛，取无名指第1指关节阳面近小指一侧痛点处；后头痛，取小指第1指关节阳面尺侧痛点处。

治头痛穴很多，各家经验不同，有疗效就行，但临床上有个别头痛，用上法效果不明显时，当冷静细查病因并调整治疗方案。例如：临床发现，低血糖患者头痛，用止痛针法不易止痛，后切脉问明病情，加针左内关、左间使、百会、素髎，则头痛停止。部分心脏病患者心绞痛发作，以左侧牙痛、头痛为临床发现，加左内关、左间使、左第2掌骨心穴后，头痛消失。

❀ 临床上虽言急则治标，缓则治本，但治标无效时莫如直接治本，这样反而效果更好。

第十四节　颈痛

颈痛项强，是颈椎病的一个典型症状，但颈椎病的表现还有很多，如头痛、眩晕、恶心、手指麻木等。治疗颈椎病，中医的思路不局限于颈椎，而是把视觉放在与颈椎相关的经筋、肌肉、经络、脏腑上，从宏观上调微观，或根据易象全息，从微观调宏观。手、腕、踝、足皆有治疗颈椎的穴位。《内经》有言"骨正筋柔"，筋柔也可骨正，通过疏通手足太阳经、手足少阳经、督脉的经气，疏通肩背气血，祛除颈肩背所受之风寒湿邪，使颈部肌肉舒缓有力，筋柔自然骨正。当然，结合轻柔的整脊手法，或适度的牵引，也是可以的。

一、中渚穴

颈两侧痛，僵硬活动不得，多是少阳经受风寒湿，或姿势不当引起，选患侧中渚穴，在中渚附近找最敏感痛点，针入后，针尖探寻最得气之点，行手法多用补法并嘱患者活动颈部，多数可立即缓解和消除疼痛。若尚留余痛，可在患侧悬钟刺一针，以彻底收功。

二、后溪穴

颈两侧在手太阳经部位，酸重疼痛，则取后溪穴，效果好；若左右顾盼不适，难分太阳少阳经，则后溪、中渚同取。

三、承浆穴

若颈后大椎酸重，抬头低头活动受限，是督脉与足太阳膀胱经经气不通，针承浆，并活动颈部，多可立即缓解。若尚未彻底治愈，加刺后溪。

四、列缺穴

若受风寒，流涕、恶寒、头痛、颈项酸痛，取合谷、列缺，浅刺上挑，可疏风散寒，立即缓解。

五、阳陵泉穴

《内经》言："病在肝，俞在颈项。"颈项之疾，皆可针阳陵泉，且筋会阳陵泉，故对颈部活动受限之疾效果很好。

若颈椎病病程长，则在后颈局部取穴，配合以上远端取穴，会有好的效果。后期疼痛缓解后，可在后溪飞龙通督，以期更彻底的治疗。

第十五节　肩痛

肩痛，是临床常见症状。今天空调给人们带来清爽的同时，也带来了困扰，若人在炎夏大汗淋漓、毛孔大开时进入空调房，肩背直对空调冷风，则会导致感冒或肩背酸痛。所以，不仅50岁左右的人易患肩背痛，很多年轻人因吹空调，或长时间低头看手机、电脑也会出现肩背痛。若肩背痛但活动未受限，多数病程短，往往一针即愈。五十肩严重者，举臂艰难，可先针健侧环跳、阴陵泉，在患侧足三里与上巨虚之间找痛点，向承山方向深透，若找不到特别敏感点，直接用条口透承山，大都能明显改善活动度。

一、三间穴

肩峰、臂臑部疼痛者，属手阳明经。在同侧三间穴附近找最痛点，针入后，寻得气最强时，行烧山火，患处发热，疼痛消除。

二、鱼际上穴

若肩前，手太阴肺经循行处酸痛，在同侧第1掌骨鱼际穴上方与掌指关节之间找痛点，一针烧山火，患处发热，向肩部扩散，则治愈疾病。

三、肾关穴

肩后，手太阳经循行处酸痛，活动受限，在健侧肾关穴（阴陵泉下1.5寸）刺一针，先泻后补，并嘱患者活动肩部，多可一次解决。足太阴与手太阳别通，且肾关位于全息颈部附近。

四、手针治疗

两手食指掌指关节处，对应人体上肢肩关节，阳面痛，在阳面四指掌指关节找最痛点，针入，针尖抵骨膜，一针见效；阴面痛，在阴面食指掌指关节，找最痛点，针入，针尖寻最敏感点抵骨膜，让患者活动肩部，亦一针见效。

第十六节　其他病痛

一、肘关节痛

肘关节痛，多为活动时扭伤或受寒引起，可使活动受限，并影响工作生活。

1. 对应取穴

肘关节对应膝关节。在交叉对应的健侧膝关节相应同名经的部位，找最敏感点，即是最佳取穴，针入后，让患者活动患处关节。

2. 肘五针

肘五针，即肩贞、清冷渊、曲池、手三里、外关。肩贞穴，针入略向后躯干方向，针感向手指方向传导。清冷渊，针尖向肘方向，针感也向手指传导。曲池穴直刺。手三里，先直刺，得气后提至皮下，向曲池方向平刺。外关先直刺，得气后提至皮下，向肘方向平刺。此针法，可在曲池穴烧山火飞龙通督，当通督后，整臂发热，效果更好。

二、后背痛

后背肩胛骨之间酸痛，多是心肺气机不宣，或足太阳经受风受寒。

1. 重子、重仙穴

重子、重仙穴是董氏奇穴，位于手大鱼际，是手太阴肺经循行所过之处，手太阴肺经与足太阳膀胱别通，故两穴治背肩胛骨之间部位的疼痛效果奇特，针入痛除。

2. 听宫

肩背痛，亦可用听宫治疗。听宫为小肠经的穴位，听宫附近是颊针疗法全息对应的肩背区，在听宫找到最痛点即是最佳穴。

3. 人部六针

此六针包括：大椎左右各旁开 0.5 寸，两穴；膏肓俞两穴；附分两穴。大椎旁两穴先 45° 斜向下刺入 1.5 寸左右，有针感向下传导，然后提到皮下，沿皮向下平刺留针；膏肓俞向肩峰方向平刺；附分向肩井方向平刺。留针时，可让患者活动。

三、腰痛

腰痛，临床常见病。中医认为腰为肾之府，带脉环绕腰腹，足太阳膀胱经循行于腰背。西医多认为腰痛是腰椎病变或腰肌劳损。中医针灸对腰痛有很好疗效。

（一）治腰痛针法

1. 地部六针

慢性腰部痛，可用地部六针，针入后让患者行走以动气。

六针指腰眼两穴，次髎、关元俞各两穴。腰眼向腹股沟方向斜刺，关元俞向环跳方向斜刺，次髎向正中线相对斜刺。

注意：个别人针地部六针时有晕针现象，应注意观察，一有反应即令其趴在床上，反应消除后，继续活动。若反应不减轻，立即起针，给患者喝糖水，嘱其平卧休息。另外，晕针或惧针者，可取俯卧位。地部六针配肾俞、大肠俞、委中、承山等效果更好。

2. 太阳针法合五气朝元

有些中老年患者，腰痛伴有肩背痛、腿痛，用太阳针法合五气朝元（取穴见前章）。先培育丹田元气，补肾壮腰，当腰自然发热，飞龙通督，通督 3 次后，再通大周天。此针法为治本之法，与前面针法结合，标本兼治。

（二）治腰扭伤针法

1. 腕三针

三个穴位均在腕背横纹上：中间一穴，两边两条肌腱外侧缘取两穴，除阳池穴外，另两穴属经验穴（如图6-1）。

除阳池外，另两穴是我30年前上大学时知道的。我练武术时常扭伤腰部，针此穴立见效。临床30年来，我用此穴治无数腰部急性扭伤患者，大都针入痛除。根据经验，须观察患者腰痛偏哪侧，取患侧效果优于健侧，当然健侧也有效。以45°角进针，向阳池斜刺，得气最强时，捻转留针，让患者活动腰部，多数腰痛立即缓解。也可以加刺阳池，共三针，即腕三针。阳池行补法，可补肾气，使腰发热。针尖向肩方向抵骨，行烧山火，即飞龙通督。肾虚者，不急于通督，可先培腰部肾气，壮腰健肾，即直刺阳池，用补法。

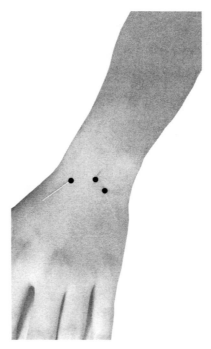

图6-1　腕三针

2. 治急性腰扭伤的其他经验

（1）人中穴：人中是督脉穴，主治腰部脊柱正中督脉线上扭伤，针向鼻中隔方向斜刺，以患者眼中流泪为度，并让患者腰部活动。

（2）额正中：额正中是平衡针法腰痛穴，正中进针，可向上下左右平刺，腰上痛向上平刺，腰下痛向下平刺，腰左痛向左平刺，腰右痛向右平刺，同时让患者活动腰部。

（3）养老、手三里、后溪、太冲附近压痛点都是一针止痛的穴位。临证时，可在以上穴位寻敏感点，选取最佳穴。

四、足跟痛

足跟痛，多见于中老年人。西医学的足底筋膜炎、跟骨刺、足底脂肪垫萎缩、足跟部外伤等都可以引起足跟疼痛。

中医认为病标在骨，病本在肾，多属肾虚或兼有寒湿、瘀血。一般针灸治疗取太溪、局部取阿是穴，虽有效，但疗程慢。下面介绍几种立即消除疼痛的方法。

1. 大陵穴处压痛点

在大陵穴周围，手掌跟附近找压痛点，有时在同侧，有时在对侧。针入后，针尖找到得气明显点，让患者跺足跟活动。

2. 肩髃透极泉

肩髃透极泉，可治足跟痛，临床上多取同侧穴。若针感能传至手，则效果好，往往一针即愈。有个别患者针感传不到手，效果不好，需先扎地部六针，动气活动后，再在肩髃行手法，如此便可奏奇效。

五、胯骨痛

胯骨痛，多伴有腰痛，用无极针法地部六针效果好。有些患者大腿根部酸痛，在同侧手小指、无名指根部，掌指关节处找最痛点。刺入后，针尖寻最敏感点，抵骨膜，让患者活动患处。

六、全身关节痛

寒湿侵入关节，各大小关节肿胀疼痛，常年缠绵难愈。西医多见于类风湿关节炎、风湿性关节炎，中医称为"痹证"。这种全身性关节肿胀疼痛，针药结合有很好疗效。

无极针法中太阳针法合五气朝元，加董氏手穴五虎穴效果好。先培育元气，再飞龙通大小周天，会有更好疗效。

类风湿关节痛，是相对难治的病证。用桂枝芍药知母汤加搜风活络止痛之虫类药，疗效可靠，可配合运用。

七、痛风

痛风是西医病名，西医认为由尿酸高引起，临床表现多见于足大趾关节处红肿热痛，难以行步，严重时红肿弥散整个足到踝关节。中医针药结合有很好疗效。

1. 针方

急性期：阴阳九针中手大拇指处止痛三针，交叉取穴，翳风取双侧，可立即缓解疼痛，也可局部刺络放血，委中放血。

缓解期：五气朝元合董氏下三皇，大都、太白、公孙、太冲，并飞龙通大周天可减缓发作。

2. 中药验方

马钱子0.3g，炒川楝子10g，苍术10g，黄柏10g，忍冬藤30g，土茯苓30g，萆薢20g，威灵仙20g，延胡索10g，制乳香10g，制没药10g，牛膝15g，泽泻20g，赤芍30g，全蝎6g，蜈蚣3条，秦艽15g，红花15g，土鳖虫10g，姜半夏10g，薏苡仁60g。

水煎服，日1剂，禁海鲜、冷啤酒或其他冷饮。

八、腿痛

腿痛，大腿后沿太阳经放射痛或沿腿外侧向下放射，多为西医坐骨神经痛，也有伴臀部环跳穴酸痛者。

传统取穴，环跳配阳陵泉、承扶、委中、承山，以上都是经验配穴，非常有效。在腋后纹头与肩峰连线中点有臀痛穴，交叉对应于臀部及大腿部。在传统配穴基础上，加对侧臀痛穴，烧山火，患腿有发热发胀的气至反应。董氏大白穴、灵骨两穴也治对侧臀部与大腿部疼痛。手针无名指、小指对应人体下肢，可找痛点针刺。地部六针是治疗腰以及腰以下腿、膝、足疼痛的基础方。

太阳针法是主治颈、肩、背、腰、腿、膝关节痛的基础方，可以飞龙通小周天、大周天，疏通十二经脉。

九、膝痛

膝关节肿痛是中老年人最常见病，彻底治愈可能性不大，但缓解病痛、改善生活质量则完全可能。

老年关节退行性变化，类风湿关节炎、风湿性关节炎等致使关节损伤，膝关节痛，先用地部六针疏通下焦经气，再用以下局部经验配方：鹤顶穴上约3寸处一针，另加梁丘、血海、足三里、阴陵泉、阳陵泉、双膝眼各一针，共八针。关节屈伸不利，取大杼、尺泽，膝与肘交叉对应取穴，如膝关节痛，在对侧肘关节相对应部位找痛点，对膝关节痛止痛效果好。